U0270076

口腔住院医师专科技术图解丛书

总主编　樊明文　葛立宏　葛林虎

# 儿童牙外伤诊疗图解

主　编　曾素娟（广州医科大学口腔医学院）

编　者（以姓氏笔画为序）

方　颖（广州医科大学口腔医学院）

吴礼安（第四军医大学口腔医学院）

张丹丹（广州医科大学口腔医学院）

夏　斌（北京大学口腔医学院）

徐冬雪（广州医科大学口腔医学院）

徐稳安（南方医科大学口腔医学院）

曾素娟（广州医科大学口腔医学院）

谢　玲（安徽省合肥市口腔医院）

谢灵芝（广州医科大学口腔医学院）

谢远雯（广州医科大学口腔医学院）

彭　博（广州医科大学口腔医学院）

人民卫生出版社

**图书在版编目（CIP）数据**

儿童牙外伤诊疗图解 / 曾素娟主编 . —北京：人民卫生出版社，2016

（口腔住院医师专科技术图解丛书）

ISBN 978-7-117-21797-2

I. ①儿…　II. ①曾…　III. ①小儿疾病 – 牙疾病 – 外伤 – 诊疗 – 图解　IV. ①R788-64

中国版本图书馆 CIP 数据核字（2015）第 312333 号

| | | |
| --- | --- | --- |
| 人卫社官网　www.pmph.com | 出版物查询，在线购书 |
| 人卫医学网　www.ipmph.com | 医学考试辅导，医学数据库服务，医学教育资源，大众健康资讯 |

**版权所有，侵权必究！**

口腔住院医师专科技术图解丛书

**儿童牙外伤诊疗图解**

主　　编：曾素娟
出版发行：人民卫生出版社（中继线 010-59780011）
地　　址：北京市朝阳区潘家园南里 19 号
邮　　编：100021
E - mail: pmph @ pmph.com
购书热线：010-59787592　010-59787584　010-65264830
印　　刷：北京汇林印务有限公司
经　　销：新华书店
开　　本：787 × 1092　1/16　　印张：5
字　　数：118 千字
版　　次：2016 年 2 月第 1 版　2017 年 8 月第 1 版第 2 次印刷
标准书号：ISBN 978-7-117-21797-2/R·21798
定　　价：48.00 元

打击盗版举报电话：010-59787491　E-mail: WQ @ pmph.com
（凡属印装质量问题请与本社市场营销中心联系退换）

# 口腔住院医师专科技术图解丛书

总 主 编　樊明文（武汉大学口腔医学院）

葛立宏（北京大学口腔医学院）

葛林虎（广州医科大学口腔医学院）

各分册主编（以姓氏笔画为序）

王丽萍（广州医科大学口腔医学院）

朴正国（广州医科大学口腔医学院）

江千舟（广州医科大学口腔医学院）

李成章（武汉大学口腔医学院）

杨雪超（广州医科大学口腔医学院）

张清彬（广州医科大学口腔医学院）

陈建明（广州医科大学口腔医学院）

周　刚（武汉大学口腔医学院）

郭吕华（广州医科大学口腔医学院）

曾素娟（广州医科大学口腔医学院）

张　倩（广州医科大学口腔医学院）

# 丛书总主编简介

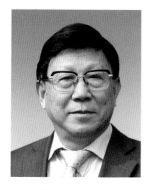

## 樊明文

武汉大学口腔医学院名誉院长、教授、博导。2013 年被台湾中山医学大学授予名誉博士学位。享受国家级政府特殊津贴;国家级有突出贡献专家;国家级教学名师,"中国医师奖"获得者。兼任中华口腔医学会名誉会长、全国高等学校口腔医学专业教材评审委员会顾问、《口腔医学研究杂志》主编等职务。

多年来主要从事龋病、牙髓病的基础和临床研究。共发表论文 200 余篇,其中 SCI 收录第一作者或通讯作者论文 70 篇。2009 年获国家科技进步二等奖;主持国家、省、市级科研项目 15 项,主编专著近 20 部。培养博士 63 名,硕士 90 名,其中指导的两篇博士研究生论文获 2005 年度全国优秀博士学位论文及 2007 年度湖北省优秀博士论文。

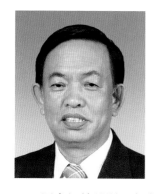

## 葛立宏

北京大学口腔医学院主任医师、教授、博士研究生导师。中华口腔医学会儿童口腔医学专业委员会前任主任委员,中华口腔医学会镇静镇痛专家组组长,北京市健康教育协会口腔医学专业委员会主任委员,国际儿童牙科学会(IAPD)理事,亚洲儿童口腔医学会(PDAA)理事,亚洲牙齿外伤学会(AADT)副会长。《国际儿童牙科杂志》(JIPD)编委,《美国牙医学会杂志》(中文版)等 5 本中文杂志编委。国际牙医学院院士,香港牙科学院荣誉院士。

国家级精品课程负责人(儿童口腔医学),国家级临床重点专科"儿童口腔医学"学科带头人,全国统编教材《儿童口腔医学》第 4 版主编,第 2 版北京大学长学制教材《儿童口腔医学》主编,北京大学医学部教学名师。近年来在国内外杂志发表学术论文 82 篇,主编主译著作 7 部、参编著作 8 部,主持国家自然科学基金等科研项目 13 项。指导培养已毕业博士 27 名,硕士 14 名。

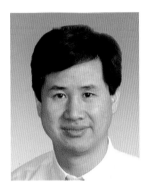

**葛林虎**

现任广州医科大学附属口腔医院院长。教授，主任医师，博士，硕士研究生导师。兼任广州市 3D 打印技术产业联盟副理事长、广东省保健协会口腔保健专业委员会第一届名誉主任委员、广东省口腔医师协会第一届理事会副会长、中华医院管理协会理事会理事，广东省口腔医学会第三届理事会理事、广东省医院协会口腔医疗管理分会副主任委员。担任《口腔医学研究》副主编，《中国现代医学杂志》、《中国内镜杂志》、《中国医学工程杂志》副主编；曾获得恩德思医学科学"心胸血管外科专业杰出成就奖"和"内镜微创名医奖"。

# 前　言

随着社会的进步，人们生活环境和方式的改变，牙外伤的发生率越来越高，尤其是儿童的牙外伤。牙外伤的情况和治疗方法复杂多样，且各种类型的预后与治疗是否及时密切相关；但儿童牙外伤常发生于学校、幼儿园、公共的体育运动或活动场所，大部分距专科医院有一定的距离，患儿无法得到及时有效的治疗，因此，提高口腔专业住院医师诊治水平及全民的预防意识是相当重要的。多年的儿童口腔诊疗临床经验发现，有些儿童牙外伤由于多种原因延误了治疗，错失了最佳治疗时机，从而影响了治疗效果，面对这种状况，我一直在想如何能尽量使儿童牙外伤得到及时有效的治疗。当这套书的总主编樊明文教授、葛立宏教授、葛林虎教授提出设想后，我们就更加明确了我们的目标和设想，决定把儿童牙外伤的相关知识编成书推荐给临床工作的医师、教学工作者和家长们。

我们这支队伍包括本科室的几名医师，同时还邀请了北京大学口腔医院夏斌教授、南方医科大学口腔医学院徐稳安博士、第四军医大学口腔医学院吴礼安教授，大家在葛立宏教授的组织和带领下，不断积累病例，分析病例，经过多次的讨论修改，达成一致，希望这本书的出版能对大家有所帮助，为儿童的牙外伤的治疗做些贡献。

书中所述如有不当之处，还恳请大家给予批评指正，我们将无比感激，并加以改进。

最后，感激樊明文教授、葛立宏教授、葛林虎教授给予我的支持和帮助，感谢夏斌教授、吴礼安教授、徐稳安博士、宋光泰教授、王丽萍教授、甘友华医师、陈斌医师及对本书出版所付出辛勤劳动的所有人员。

曾素娟

2016 年 1 月于广州

# 目　录

# 第一章
## 儿童牙外伤概述

## 第一节　儿童牙外伤的流行病学

牙外伤的流行病学研究没有全国性的准确数据,只有在少量的比较性研究中阐述了牙外伤的流行趋势。牙外伤的患病率在世界范围内均较高,但不同国家存在相当大的差异,并且不同年龄段其患病率不同,为了排除年龄因素对患病率的影响,调查时常将牙外伤患病率分为5岁年龄组(在混合牙列期之前)和12岁年龄组(在混合牙列期之后)进行。

5岁年龄组大约1/3的儿童有牙外伤史,男孩的患病率稍高于女孩,由于乳牙的牙槽骨非常有弹性,外伤时易导致牙齿移位。12岁年龄组20%~30%的儿童有牙外伤史,男孩的患病率比女孩高1/3,典型的外伤为非复杂牙冠折断。

乳牙外伤高发年龄常在1~2岁,因为在这个时期儿童开始独立活动,但协调运动能力还处于发育阶段,容易摔倒或撞击硬物造成牙齿外伤(图1-1)。恒牙外伤的好发年龄常在7~9岁,这个时期儿童活泼好动,玩耍及运动时常发生跌倒、碰撞,容易发生外伤(图1-2)。

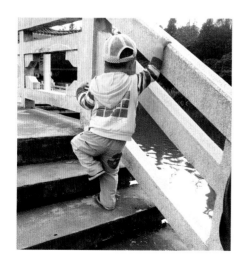
图 1-1　易造成乳牙外伤的行为 1

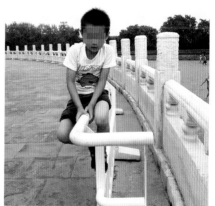
图 1-2　易造成乳牙外伤的行为 2

(谢远雯)

1

# 第二节 儿童牙外伤的病因

摔倒和碰撞是学龄前儿童发生牙外伤最常见的原因,主要是父母忽视了对儿童的看护,所以,父母对儿童较好的照顾和房子的安全设计,可以有效预防儿童的摔倒和外伤。

体育运动是学龄儿童外伤的常见原因,在参加接触性运动(如足球、篮球、摔跤、跆拳道等)的儿童中,每年有 1.5%~3.5% 的人发生牙外伤。

交通事故是儿童牙外伤的另一常见原因,其中以自行车事故较为多见(图 1-3)。由于骑车在撞击时速度非常快,所以这些外伤通常造成软硬组织的严重损伤。

用牙不当也是导致牙外伤的原因之一,具体是指有些儿童把牙齿当工具使用(如用牙咬笔、掰开发卡、撕开零食包装等)(图 1-4)。

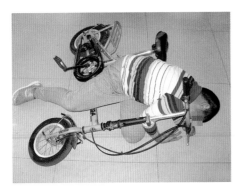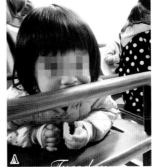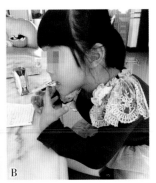

图 1-3 自行车事故　　　　　　　　　　　　图 1-4 咬异物

有些全身性疾病会增加牙外伤发生的风险,例如癫痫、脑瘫、贫血和眩晕等。牙齿的发育异常如牙本质发育不全,也可能在无明显外因的情况下发生根折。

还有一些人为的原因导致牙外伤,如儿童受虐和打架斗殴事件等。

医源性的损伤也可能导致牙外伤,如气管插管处理不当时,管腔对上颌牙槽突的压力会造成医源性损伤,可损伤乳牙和恒牙牙胚(图 1-5)。

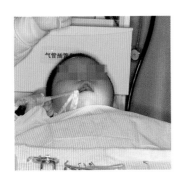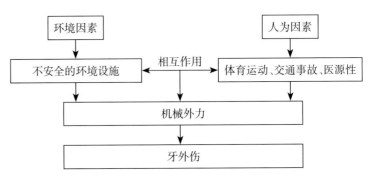

图 1-5 经口气管插管　　　　　　　　　　图 1-6 牙外伤病因

儿童牙外伤的病因归纳如图 1-6。

(徐冬雪)

# 第三节　病史的采集

牙外伤属于口腔意外突发疾病,应该根据不同情况给予合理的处置。合理处置依靠正确的诊断,而正确的诊断来源于系统的检查,同时检查时必须充分了解病史,向患儿或(和)家长、老师系统询问病史,为诊断和治疗提供帮助。

## 一、问诊

1. 外伤发生的时间　时间因素影响治疗的效果和治疗方案的选择,尤其对于牙脱位、牙髓暴露以及骨折等情况。

2. 外伤发生的地点　外伤地点提示伤口污染的可能性,考虑是否需要注射破伤风抗毒素,以及评估牙髓感染的情况。

3. 外伤发生的原因　了解事故的经过,获得有价值的信息,用于推测可能的外伤类型。若患儿就诊时发现有多处软组织损伤并处于不同愈合阶段,且检查结果与所提供的病史不一致时,应怀疑虐待儿童的可能性并考虑给予其他医学检查。

4. 外伤后是否出现健忘、意识丧失、嗜睡、呕吐或头痛　如果外伤后出现这些症状,说明外伤造成颅脑损伤,应立即对患者进行其他医学检查,以便确立优先治疗内容;也可以通过患者回答问题的能力,判断患者是否存在健忘,如果患者总是重复发问(如"我在哪?""发生了什么事?"),并且无法立即回忆起事故发生前后的经过,这些表现均提示颅脑损伤的可能。

5. 牙齿有无自发痛　牙周支持组织的损伤、牙冠折断或冠根折损伤牙髓时均可引起自发痛。

6. 牙齿对冷热酸甜是否敏感　牙本质或牙髓暴露,可以引起牙齿对温度或其他刺激的敏感,症状轻重随暴露区域大小而不同(图 1-7,图 1-8)。

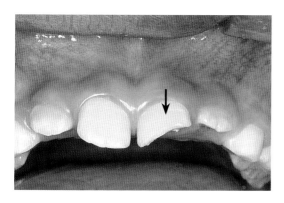

图 1-7　21 牙本质暴露

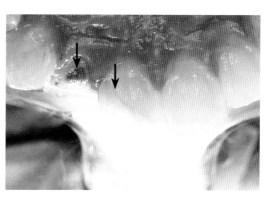

图 1-8　12 牙髓暴露,11 牙本质暴露

7. 是否存在咬合干扰　牙外伤后存在咬合干扰时,应怀疑是否存在牙齿脱出、侧方移位、牙槽骨或颌骨骨折、冠根折(图 1-9)。

8. 外伤牙是否做过处理、何种处理　在确定治疗计划之前,应先考虑外伤牙是否已做过应急处理。对于完全脱出牙,应了解其储存方式,是用牛奶、保存液还是干燥保存。

9. 既往是否有牙外伤史　牙齿的反复外伤可以影响牙髓活力测试的准确性以及牙髓和(或)牙周的康复能力。曾有外伤史则可以解释一些影像学的表现,如外伤牙牙根不完全形成,而其同颌对侧牙牙根已完全形成(图 1-10)。

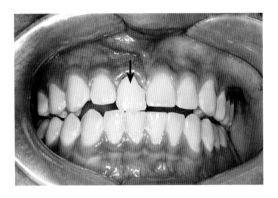

图 1-9　11 侧方移位,早接触

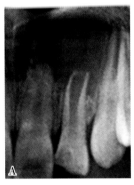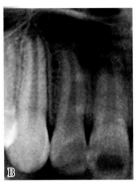

图 1-10　患儿 12 岁,3 年前有牙外伤,无不适
A. 22 牙冠部分缺损,牙根发育超过 2/3,达 Nolla 分期第Ⅷ期,根尖周有骨密度暗影　B. 12 牙牙根已发育完成,达 Nolla 分期第 X 期

10. 全身健康状况　全身病史信息,如过敏反应、癫痫、有出血倾向的血友病,这些疾病会影响牙外伤的急诊诊断和后续治疗。

## 二、临床检查

对外伤患者进行彻底检查,全身除颌面部以外如有损伤,都应进行相关检查,做好记录。对于颌面部的损伤,检查顺序一般先从口外到口内,从软组织到硬组织,先一般检查再特殊检查。应用标准的临床检查表(表 1-1),记录临床检查所见,有助于临床医师进行有序的检查。下面是临床检查的要点:

表 1-1　牙外伤临床检查表

| 临床检查——全身及头颈部以外 | | |
| --- | --- | --- |
| 患者的全身情况有无影响? | 有 | 无 |
| 如果有, | | |
| 脉搏 | | |
| 血压 | | |
| 瞳孔反射 | | |
| 颅脑情况 | | |

续表

| | | | |
|---|---|---|---|
| 头颈部以外部位客观检查有无异常 | | 有 | 无 |
| 如果有,损伤类型和部位 | | | |
| 头颈部客观检查有无异常 | | 有 | 无 |
| 如果有,损伤类型和部位 | | | |

**临床检查——口外检查**

| | | | |
|---|---|---|---|
| 鼻出血,鼻炎 | | 有 | 无 |
| 外耳道出血 | | 有 | 无 |
| 复视或眼球运动受限 | | 有 | 无 |
| 触诊面部骨折体征 | | 有 | 无 |
| 如果有,损伤部位 | | | |

**临床检查——口内检查(从软组织到硬组织)**

| | | | |
|---|---|---|---|
| 口腔黏膜损伤 | | 有 | 无 |
| 如果有,损伤类型和部位 | | | |
| 牙龈损伤 | | 有 | 无 |
| 如果有,损伤类型和部位 | | | |
| 牙齿折断 | | 有 | 无 |
| 如果有,损伤类型和部位 | | | |
| 牙槽骨折断 | | 有 | 无 |
| 如果有,损伤类型和部位 | | | |

**牙列的一般情况**

| | | | |
|---|---|---|---|
| 龋病 | 差 | 一般 | 好 |
| 牙周状态 | 差 | 一般 | 好 |
| 水平向咬合关系 | 反𬌗 | 深覆盖 | 正常 |
| 垂直向咬合关系 | 深覆𬌗 | 开𬌗 | 正常 |

**X 线检查所见**

牙齿移位

牙根折断

根管闭锁

牙根吸收

骨折

| | | | |
|---|---|---|---|
| **照片留存** | | 有 | 无 |

**诊断**

- ☐ 裂纹
- ☐ 复杂冠折
- ☐ 简单冠折
- ☐ 复杂冠根折
- ☐ 简单冠根折

- ☐ 牙根折断
- ☐ 牙槽骨骨折
- ☐ 下颌骨骨折
- ☐ 上颌骨骨折

- ☐ 皮肤擦伤
- ☐ 皮肤撕裂伤
- ☐ 皮肤挫伤
- ☐ 黏膜擦伤
- ☐ 黏膜撕裂伤
- ☐ 黏膜挫伤

- ☐ 牙龈擦伤
- ☐ 牙龈撕裂伤
- ☐ 牙龈挫伤

续表

□ 牙齿震荡

□ 亚脱位

□ 部分脱出

□ 侧向移位

□ 牙齿挫入

□ 完全脱出

**治疗计划**

外伤当时：                       最终治疗：

复位（完成时间）

固定（完成时间）

牙髓治疗（完成时间）

𬌗垫（完成时间）

检查医师是否复核过本检查表            是          否

### （一）口外

检查口外损伤和触诊面部骨骼是否有损伤。

从口外损伤的部位可推测牙齿损伤的部位,例如颏部损伤可能导致前磨牙和磨牙的外伤（图 1-11）。触诊面部骨骼可检查是否存在颌骨骨折,皮下血肿也可提示是否存在颌骨骨折。

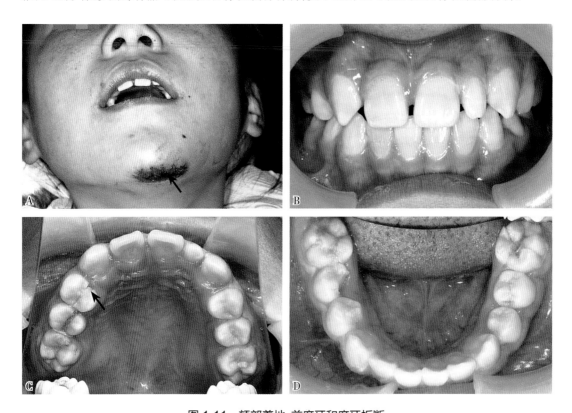

**图 1-11  颏部着地,前磨牙和磨牙折断**

A.颏部损伤  B.前牙未见损伤  C.上颌前磨牙损伤  D.下颌前磨牙和磨牙损伤

### (二) 口内软组织

检查口腔黏膜和牙龈的损伤。

应该确定伤口的深度和性质,重点检查是否存在异物(包括牙齿碎片),临床检查中很少能触摸到异物的存在,只能通过软组织 X 线检查来发现。

牙齿移位经常伴发牙龈撕裂伤。如果仅仅是牙龈缘出血没有撕裂伤,提示可能存在牙周韧带的损伤(图 1-12)。

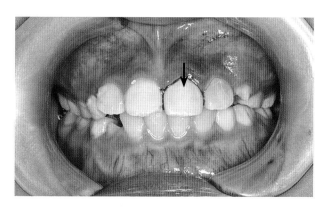

图 1-12　21 亚脱位,牙龈缘出血,提示牙周韧带损伤

口腔前庭或腭部的黏膜血肿,提示有颌骨骨折,可通过 X 线片检查或下颌骨边缘和颌骨骨块动度检查来确定(图 1-13)。

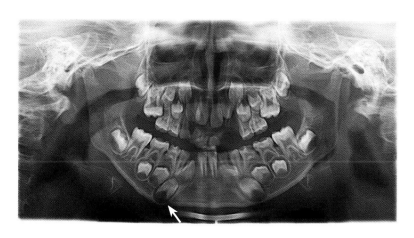

图 1-13　右下颌骨颏孔区骨折

### (三) 口内硬组织

1. 视诊　检查牙冠是否折裂,折裂的程度,牙髓是否暴露,有无颜色改变,牙齿是否移位,是否存在咬合紊乱。

检查牙冠折断时,要观察牙冠折断的范围,是只局限于釉质还是包括牙本质,是否有牙髓暴露。如果是,应该记录露髓孔的大小和部位。牙齿损伤后期还可出现颜色改变,这些颜色的改变最常见于牙冠的舌面隆突(图 1-14)。

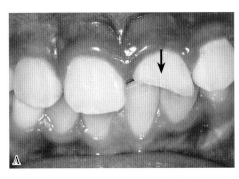
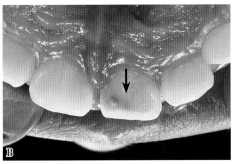

图 1-14　21 外伤 1 周后舌侧变色

A. 21 唇面观,未见明显变色　　B. 21 舌面观,明显变色

视诊很容易发现牙齿的折断、牙齿的移位,但在混合牙列时牙齿移位很难判断,这些病例可借助于检查咬合关系和拍摄不同角度的 X 线片来确诊。若患者在外伤时丢失了牙齿,但又不确定牙齿丢在哪里,应考虑患者吸入或吞咽牙齿的可能性,应尽快拍胸部或腹部 X 线片来检查排除。牙根折断视诊可能较难判断,常拍摄 X 线片来确诊。

2. 叩诊　牙齿是否有叩痛,是否有叩诊音改变。

用口镜柄从垂直方向和水平方向轻轻叩击外伤牙,如有叩诊反应则表示该牙有牙周膜损伤(图 1-15)。

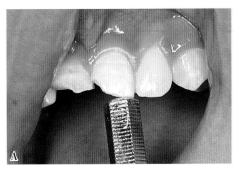
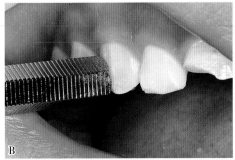

图 1-15　叩诊

A. 垂直向叩诊　B. 水平向叩诊

对于幼儿,可用指尖轻柔敲击。对于婴儿,则不能用叩诊,其结果也不能确信。叩诊应从正常牙开始,以便验证患儿回答问题的可靠性。叩诊音也是重要的诊断依据,水平叩诊呈高金属音,表明牙齿被锁结在牙槽骨内,而叩诊呈钝音,表明牙齿发生脱出性损伤,根尖或边缘性牙周损伤也会出现钝音。

3. 松动度　检查牙齿或牙槽骨是否有异常动度(图 1-16)。

个别牙的异常松动预示牙髓血管破裂,成组牙齿

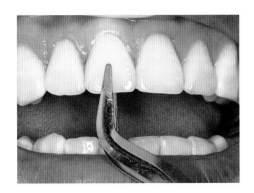

图 1-16　松动度检查

的异常松动预示牙槽骨骨折,松动度分为Ⅰ°~Ⅲ°。松动度分度见表1-2。

表1-2 牙齿松动度检查的依据和分级

| 依据 | Ⅰ° | Ⅱ° | Ⅲ° |
|---|---|---|---|
| 松动幅度 | <1mm | 1~2mm | >2mm |
| 松动方向 | 唇(颊)舌向 | 唇(颊)舌向 | 唇(颊)舌向 |
|  |  | 近、远中向 | 近、远中向 |
|  |  |  | 龈根向 |

4. 触诊 牙槽突是否完整,如果牙槽突的轮廓不规则表示存在骨折,骨折移位的方向有时通过触诊检查也可以诊断。

5. 牙髓敏感性测试 包括温度感觉测验和电感觉测验。牙髓温度测验法不适于不合作儿童和低龄儿童,紧张状态下有发生烫伤的危险,所以学龄前儿童尽量不用热测。牙髓活力电测试(electric pulp test,EPT)测试时要求患者合作和放松,以免造成假象。将电极置于切缘或最靠切端的釉质(冠折)得到的反应最可靠(图1-17)。需要注意的是EPT一般不用于乳牙和年轻恒牙。

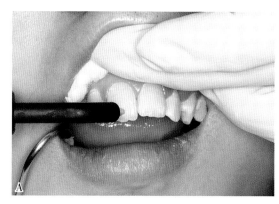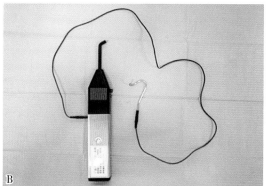

图1-17 牙髓活力电测试(EPT)

A.活力测定方法 B.活力测定仪

### (四)影像学检查

所有的外伤牙都需要进行影像学检查,明确牙根的发育阶段,检查牙根和牙周组织是否受损及损伤程度(图1-18)。但对于牙齿完全脱出,应尽量先再植牙,然后再进行影像学检查。

牙根折断大多数可以通过影像学检查发现,对于临床诊断为牙齿移位的患牙,也需要影像学检查加以确诊。侧方移位和部分脱出时可见牙周间隙增宽(图1-19)。

通过影像学诊断牙齿是否移位,通常需要不同的曝光角度。乳牙发生挫入时,影像

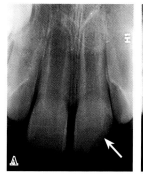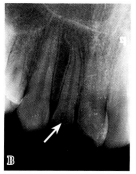

图1-18 牙根发育的不同阶段

A.21 牙根发育超过2/3,达Nolla分期第Ⅷ期 B.12 牙根形成,达Nolla分期第Ⅹ期

学检查尤为重要,影像学检查常常可见牙周间隙模糊,同时可根据牙根长度的变化判断牙齿挫入的方向;牙根变短,提示牙根向唇侧移位,对继承恒牙胚损伤可能较小;牙根变长,提示牙根向腭侧移位,对继承恒牙损伤的可能性大;以此可粗略评估乳牙挫入对继承恒牙的影响(图 1-20)。

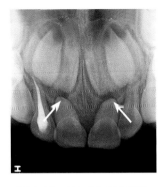
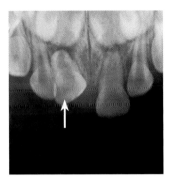

图 1-19　51、61 侧方移位　　　　图 1-20　51 挫入性脱位

可见牙根变短,提示牙根向唇侧移位

对于唇部穿通伤,应进行影像学检查以确定软组织中是否存在异物。

（方　颖　谢灵芝）

# 第四节　儿童牙外伤的分类

儿童牙外伤临床常见表现为牙齿折断、位置异常、脱出等,临床表现较为复杂,为了便于临床诊断和治疗设计,需对牙外伤进行分类,本书以介绍李宏毅牙外伤分类法为主,并结合 Andreason 分类法进行讲述。

## 一、牙齿震荡和亚脱位

### (一) 牙齿震荡

牙齿支持组织的损伤,不伴有异常动度和牙齿移位,但对叩诊有痛感或不适(图 1-21)。

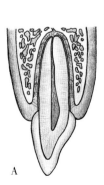
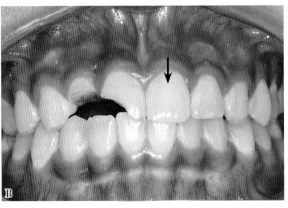

图 1-21　21 牙震荡

A. 牙震荡示意图　B. 21 牙震荡,11 釉质 - 牙本质折断,12 复杂冠根折

## （二）亚脱位

支持组织损伤,牙齿有水平向松动和叩痛,龈沟渗血,但牙齿位置不变(图1-22)。

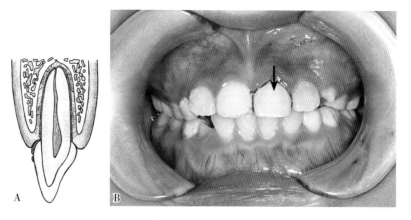

图 1-22　21 亚脱位

A.亚脱位示意图　B.21 亚脱位,没有移位,但有水平方向的松动,并对叩诊和咬诊敏感,龈沟渗血,牙髓敏感测试有反应

## 二、牙齿移位

牙齿受外力使其脱离正常位置,称牙齿移位。由于作用外力的方向、程度不同,移位的类型也不同。可分为牙齿部分脱出、牙齿挫入、牙齿侧方移位。

### （一）牙齿部分脱出

牙齿部分脱出牙槽窝,明显伸长,称为牙齿部分脱出(图1-23)。

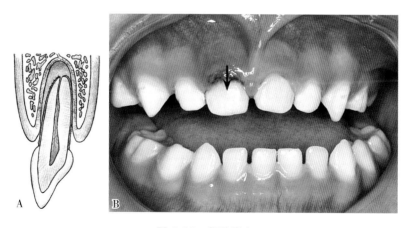

图 1-23　部分脱出

A.部分脱出示意图　B.51 部分脱出,牙齿伸长

### （二）牙齿挫入

牙齿受外力后,被挫入牙槽骨内,称为牙齿挫入(图1-24)。患牙比相邻牙短,不松动。

11

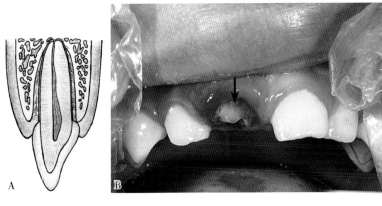

图 1-24 牙齿挫入

A. 牙齿挫入示意图 B. 51 挫入，牙齿变短

## （三）牙齿侧方移位

外伤后牙齿发生唇舌向或近远中向错位，称为牙齿侧方移位，常伴发牙槽骨骨折（图 1-25）。

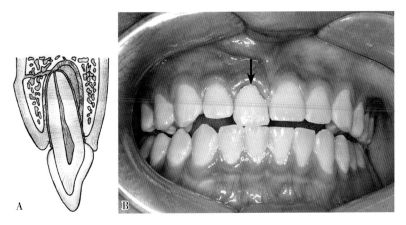

图 1-25 侧方移位

A. 牙齿侧方移位示意图 B. 11 舌向远中移位、有咬合创伤

## 三、牙齿折断

按折断部位临床主要分为：牙冠折断、冠根折断和牙根折断。

### （一）牙冠折断

是牙齿折断最常见的类型，分为简单冠折和复杂冠折，其中简单冠折包括单纯釉质折断和釉质 - 牙本质折断，而复杂冠折主要指冠折露髓。

1. 单纯釉质折断　多发生在切角或切缘，一般无自觉症状，有时粗糙断面会磨破唇舌黏膜（图 1-26）。

2. 釉质 - 牙本质折断　断面达牙本质，常出现冷热刺激痛，其疼痛程度与牙本质暴露的面积和牙齿发育程度有关（图 1-27）。

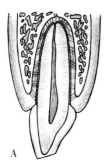
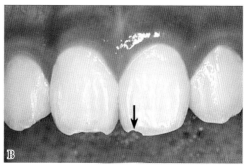

图 1-26 釉质折断

A. 单纯釉质折断示意图 B. 11 釉质折断

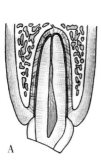
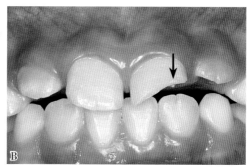

图 1-27 釉质 - 牙本质折断

A. 釉质 - 牙本质折断示意图 B. 21 远中切角折断达牙本质层

3. 冠折露髓 又称复杂冠折,牙齿折断,牙髓暴露,可有自发痛(图 1-28)。

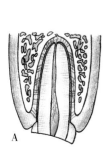
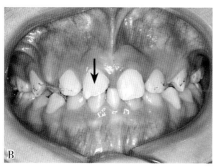
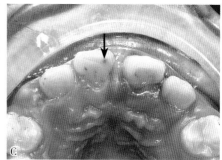

图 1-28 冠折露髓

A. 冠折露髓示意图 B. 11 冠折露髓唇面观,可见近中切角折断 C. 11 冠折露髓舌面观,可见近中点状露髓点

### (二)冠根折断

是指由于外伤引起釉质、牙本质和牙骨质同时折断,在牙冠、牙根部均有缺损。按临床表现分为简单冠根折和复杂冠根折。

1. 简单冠根折 釉质、牙本质、牙骨质折断,牙髓未暴露(图 1-29)。

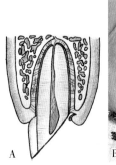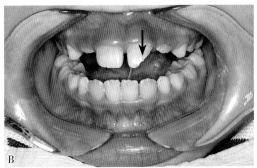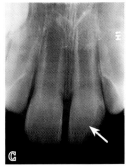

图 1-29　简单冠根折

A. 简单冠根折示意图　B. 21 远中切角折断达龈下　C. 根尖片见 21 远中折断达牙骨质

2. 复杂冠根折　釉质、牙本质、牙骨质折断,牙髓暴露(图 1-30)。

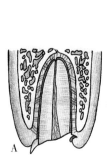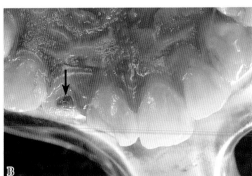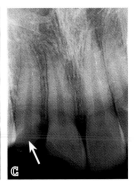

图 1-30　复杂冠根折

A. 复杂冠根折示意图　B. 12 复杂冠根折,腭侧折断至龈下 3mm,牙髓暴露　C. 根尖片见 12 远中折断线达牙骨质

### (三) 牙根折断

牙根折断的发生明显少于牙冠折断,且多见于牙根基本发育完成的牙齿。按折断部位临床上分为根尖 1/3、根中 1/3、近冠(根颈)1/3 三种情况(图 1-31~ 图 1-33)。

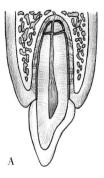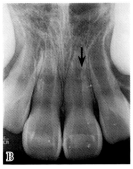

图 1-31　根尖 1/3 折断

A. 根尖 1/3 折断示意图

B. 21 根尖 1/3 折断,根尖片见 21 根尖部有折断线

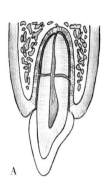
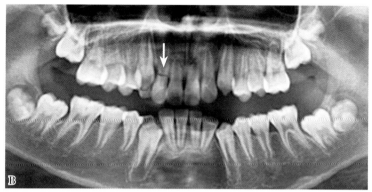

图 1-32 根中 1/3 折断

A. 根中 1/3 折断示意图 B. 12 根中 1/3 折断,根尖片见 12 根中部有折断线

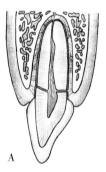
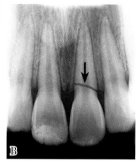

图 1-33 近冠 1/3 折断

A. 近冠 1/3 折断示意图

B. 21 近冠 1/3 折断,根
尖片见 21 牙根近冠部
有折断线

## 四、牙齿完全脱出

牙齿受外力完全脱出牙槽骨称为牙齿完全脱出,X 线片上找不到牙齿的影像(图 1-34)。

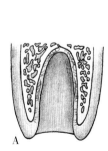
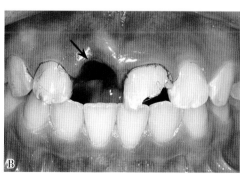
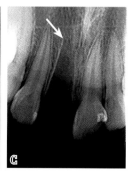

图 1-34 完全脱出

A. 完全脱出示意图 B. 11 完全脱出,口内未见牙齿 C. 11 完全脱出根尖片,可见牙槽窝空虚

（徐稳安　张丹丹）

# 参考文献

1. Andreasen JO, Andreasen FM. Classification, etiology and epidemiology of traumatic dental injuries.In: Andreasen JO, Andreasen FM eds. Textbook and Color Atlas of Traumatic Injuries to the Teeth. 3rd edition. Copenhagen: Munksgaard, 1993

2. Caliskan MK, Turkun M. Clinical investigation of traumatic injuries of permanent incisors in Izmir, Turkey. Endod Dent Traumatol, 1995, 11(5): 210-213

3. Carvalho JC, Vinker F, Declerck D. Malocclusion, dental injuries and dental anomalies in the primary dentition of Belgian children. Int J Paediatr Dent, 1998, 8(2): 137-141

4. Chen YL, Tsai TP, See LC. Survey of incisor trauma in second grade students of central Taiwan. Changgeng Yi Xue Zhi, 1999, 22(2): 212-219

5. Hamdan MA, Rock WP. A study comparing the prevalence and distribution of traumatic dental injuries among 10-12-year-old children in an urban and in a rural area of Jordan. Int J Paediatr Dent, 1995, 5(4): 237-241

6. Marcenes W, al Beiruti N, Tayfour D, et al. Epidemiology of traumatic injuries to the permanent incisor of 9-12-year-old schoolchildren in Damascus, Syria. Endod Dent Traumatol, 1999, 15(3): 117-123

7. Marcenes W, Zabot NE, Traebert J. Socio-economic correlates of traumatic injuries to the permanent incisors in schoolchildren aged 12 years in Blumenau, Brazil. Dent Traumatol, 2001, 17(5): 222-226

8. Mestrinho HD, Bezerra AC, Carvalho JC. Traumatic dental injuries in Brazilian pre-school children. Braz Dent J, 1998, 9(2): 101-104

9. Petti S, Cairella G, Tarsitani G. Childhood obesity: a risk factor for traumatic injuries to anterior teeth. Endod Dent Traumatol, 1997, 13(6): 285-288

10. Otuyemi OD, Segun-Ojo IO, Adegboye AA. Traumatic anterior dental injuries in Nigerian preschool children. East Afr Med J, 1996, 73(9): 604-606

11. Rai SB, Munshi AK. Traumatic injuries to the anterior teeth among South Kanara school children-a prevalence study. J Indian Soc Pedod Prev Dent, 1998, 16(2): 44-51

12. Glendor U, Hailing A, Andersson L, Eilert-Petersson E. Incidence of traumatic tooth injuries in children and adolescent in country of Vastmanland, Sweden. Swed Dent J, 1996, 20(1-2): 15-28

13. 葛立宏. 儿童口腔医学. 第4版. 北京: 人民卫生出版社, 2012

14. Andreasen JO, Ravn JJ. Epidemiology of traumaticdental injuries to primary and permanent teeth in aDanish population sample. Int J Oral Surg, 1972, 1(5): 235-239

15. Johnson JE. Causes of accidental injuries to the teeth and jaws. J Public Health Dent, 1975, 35(2): 123-131

16. Petersson EE, Andersson L, Sorensen S. Traumatic oral vs non-oral injuries. Swed Dent J, 1997, 21(1-2): 55-68

17. 17.Prabhu A, Rao AP, et al.Attributes of dental trauma in a school population with active sports involvement. Asian J Sports Med..2013 Sep; 4(3): 190-194

18. Zaleckiene V, Peciuliene V, et al.Traumatic dental injuries: etiology, prevalence and possible outcomes. Stomatologija. 2014; 16(1): 7-14

19. ROBERTS JE. Dental guard questionaire summary. Wisconsin Interscholastic Athletic Association report to the National Alliance Football Rules Committee, 1962

20. COHEN A, BORISH AL. Mouth protector project for football players in Philadelphia high schools. J Am Dent Assoc, 1958, 56(6): 863-864

21. 葛立宏. 儿童口腔医学. 第2版. 北京: 北京大学出版社, 2013

# 第二章
## 儿童牙外伤的诊断和治疗

### 第一节 牙齿震荡和亚脱位

#### 一、牙齿震荡

**（一）临床表现**

是指牙齿支持组织的损伤，牙齿没有异常松动或移位，只有叩痛和咬合不适（图2-1）。患者主诉为牙齿有咬合不适，临床检查牙齿在水平和垂直方向叩诊敏感，但牙齿无异常松动，龈沟无渗血，牙髓敏感测试通常有反应。

**（二）治疗原则**

1. 无咬合创伤时，可不作特殊处理，嘱患儿2周内勿用患牙咬硬物。

2. 有咬合创伤时，应使用全牙列𬌗垫分散𬌗力或少量调磨对𬌗牙，消除创伤。

3. 定期复查，临床观察牙髓组织转归，至少观察6个月以上，并定期拍摄根尖片。

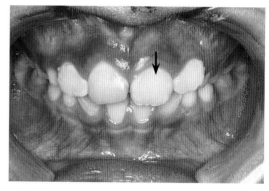

图2-1　21牙震荡

#### 二、亚脱位

**（一）临床表现**

指牙齿没有移位，但有水平方向的松动，并对叩诊和咬诊敏感，龈沟渗血，牙周组织受损，牙髓敏感测试通常有反应（图2-2）。

**（二）治疗原则**

1. 无咬合创伤及明显松动时，可不作特殊处理，嘱患儿2周内勿用患牙咬硬物。

2. 有咬合创伤或明显松动时，应对松动牙

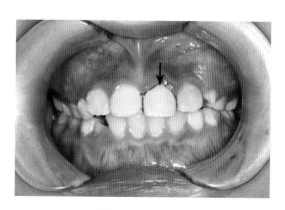

图2-2　21亚脱位

进行固定(固定方法详见本章第五节)。

3. 定期复查,临床观察牙髓组织转归,至少观察 6 个月以上,并定期拍摄根尖片。

牙齿震荡和亚脱位共同点:牙体组织无明显缺损,牙齿无移位,有咬诊和叩诊不适,牙髓敏感测试通常有反应。

牙齿震荡和亚脱位不同点:牙齿震荡无松动,龈沟无渗血;亚脱位有水平方向的松动,龈沟有渗血。

(曾素娟　方　颖)

# 第二节　牙 齿 移 位

侧方移位、部分脱出和挫入的共同特点是牙齿在牙槽窝内的位置发生了明显改变,属于移位性损伤。

## 一、侧方移位

### (一) 临床表现

侧方移位时牙齿发生唇舌向或近远中向移位。X 线片检查:侧方移位的牙齿可表现为近远中两侧牙周间隙不对称,一侧减少,另一侧增宽(图 2-3)。但当牙齿发生唇舌向移位时,普通的根尖片可能无明显改变,必要时需配合拍摄 CBCT 检查辅助诊断。

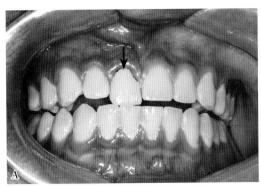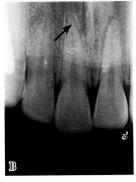

图 2-3　11 侧方移位

A. 口内唇面观,11 伸长,有早接触　B. 根尖片显示 11 根尖区远中牙周间隙稍增宽

### (二) 治疗原则

及时复位固定患牙(固定方法详见本章第五节),同时消除咬合创伤,密切观察牙髓状态及转归(图 2-4)。

注意点:首先需拍根尖片,必要时要加拍 CBCT 检查,以明确诊断。粘接固定时需先复位移位的牙齿,使用流动树脂在邻面暂时固定移位牙,再用麻花丝和树脂或其他方法固定;固定牙数包括外伤牙邻近的 2~3 颗健康牙。

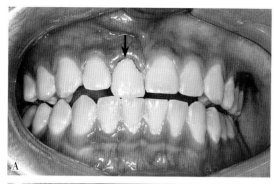

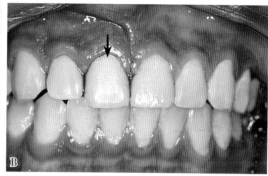

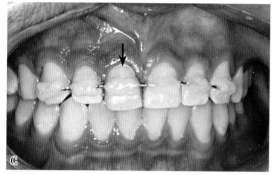

**图 2-4　11 侧方移位**
A. 11 舌侧远中移位,牙伸长,有咬合干扰　B. 11 复
位后唇面观　C. 11 复位固定后

## 二、部分脱出

### (一) 临床表现

部分脱出时牙齿部分脱出牙槽窝,明显伸长。X 线片检查:根尖区牙周间隙增宽。

注意点:部分脱出和侧方移位都常伴有牙齿的明显松动和叩痛,由于牙周膜撕裂,有时伴有龈沟溢血或牙龈淤血。

### (二) 治疗原则

治疗原则同侧方移位。

## 三、牙齿挫入

### (一) 临床表现

牙挫入时患牙变短,常不松动,可有叩痛(图 2-5)。

侧方移位、部分脱出、牙齿挫入三种情况在乳恒牙列中均不难诊断,但如果发生在混合牙列,有时会存在判断困难。如外伤后仅有轻度不适,患儿及家长也无法说明患儿本身牙齿及牙列的情况,有时就较难判断牙冠较短的牙是萌出不全还是发生了挫入,排列不齐的牙齿是牙齿移位还是本身不齐,这时必须进行 X 线片检查(图 2-6)。

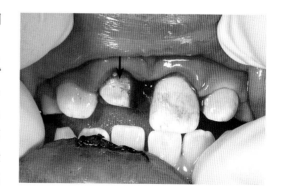

**图 2-5　11 挫入,可见 11 牙冠变短**

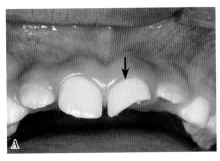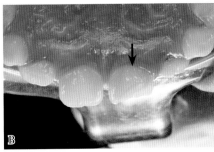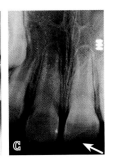

图 2-6　混合牙列时期牙外伤

A、B. 可见 21 折断，12、22 牙冠较短，需判断 12、22 是萌出不全还是挫入　C. 根尖片可见 12、11、21 牙根发育达 Nolla 分期第Ⅷ期，牙根及其周围组织未见明显异常

注意点：挫入和侧方移位的牙齿，由于牙齿在牙槽窝内部发生位置改变，常伴有牙槽窝骨折。

**(二) 治疗原则**

应视挫入的程度、患儿的年龄和牙齿发育程度区别对待。

1. 年轻恒牙　不宜将牙齿拉出复位，应观察 2~3 周，患牙应有再萌出的迹象。对于挫入达牙冠 2/3 以上的牙齿，如 4 周后仍无再萌出的迹象，牙齿生理动度降低，应及时采取正畸牵引的方法拉出患牙，以免发生牙齿固连。

2. 牙根发育成熟的恒牙　挫入较少，观察待其自行再萌出，如果没有再萌出迹象，应在发生固连前正畸牵引，使患牙复位。对于挫入达牙冠 2/3 以上的牙齿，可用牙钳即刻复位患牙并进行固定（图 2-7）。

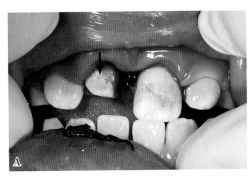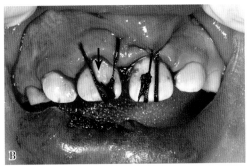

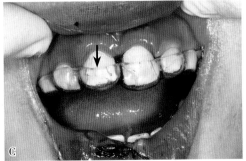

图 2-7　牙挫入牙钳即刻复位

A. 治疗前口内像，可见 11 挫入近 2/3　B. 牙钳即刻复位后暂时缝合固定　C. 全牙列𬌗垫固定 7~10 天

（夏　斌　曾素娟）

# 第三节 牙 齿 折 断

## 一、牙冠折断

### （一）釉质折断

1. 临床表现　折断多发生在切角或切缘，没有牙本质暴露。患牙一般无自觉疼痛症状，如果断面粗糙可能会磨破唇舌黏膜。临床检查时应注意折断釉质周围有无裂纹（图2-8）。

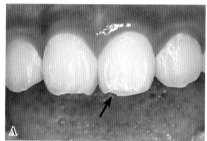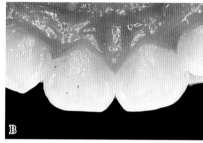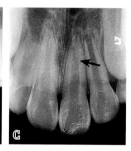

图2-8　21釉质折断

A. 唇面可见 21 近中切缘釉质折断　B. 舌面未见明显异常　C. 21 牙根发育基本完成，达 Nolla 分期第Ⅸ期，牙根未见折断，牙周膜及根周组织未见异常

2. 治疗原则　仅少许釉质缺损不太影响美观的患牙，可调磨断面至光滑、无异物感即可；如果影响美观，可用光固化复合树脂修复，恢复外形，定期复查，观察牙髓状况。

### （二）釉质 - 牙本质折断

1. 临床表现　常出现冷热刺激痛，其疼痛程度与牙本质暴露面积和牙齿发育程度有关。如牙髓表面牙本质较薄时，可以见到牙本质下面的粉红色牙髓，探诊时不要用力，以免穿透牙本质，暴露牙髓（图2-9）。

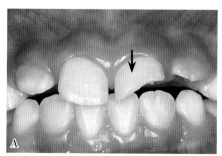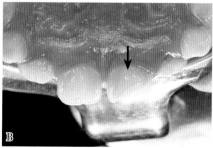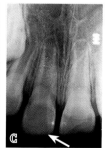

图2-9　21釉质 - 牙本质折断

A. 唇面观可见 21 远中切角折断　B. 舌面观可见 21 折断未达到牙髓　C. 根尖片可见 21 发育达 Nolla 分期第Ⅷ期，牙根及根周组织未见异常

2. 治疗原则 折断在牙本质浅层,患牙无明显不适者,常采用即刻光固化复合树脂修复。折断达牙本质深层近髓时,近髓处 $Ca(OH)_2$ 保护牙髓,光固化复合树脂修复外形。如果断冠完整,可进行断冠树脂粘接术(图 2-10)。

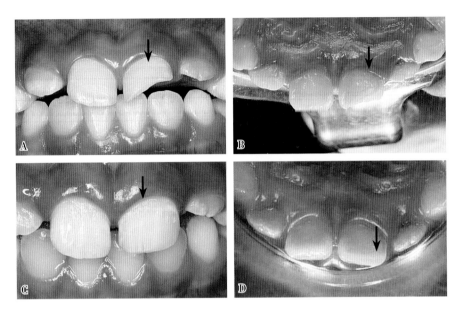

图 2-10 釉质 - 牙本质折断修复前后口内像

A,B. 分别为治疗前唇面、舌面观 C,D. 分别为树脂修复后唇面、舌面观

3. 注意点

(1) 影响美观者常需即刻恢复外形,但根据其萌出情况恢复牙冠的长度,无须强调恢复和对侧牙一样长。

(2) 釉质 - 牙本质折断需注意保持患牙的三维间隙。

**(三) 冠折露髓**

1. 临床症状 较为明显,可有明显的触痛、冷热刺激痛,不敢用舌舔患牙及咀嚼食物。暴露的牙髓若未及时得到正确的处理,会发生感染、坏死,也可能发生牙髓组织增生,牙冠变色(图 2-11)。

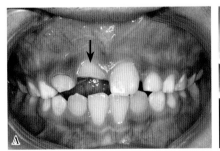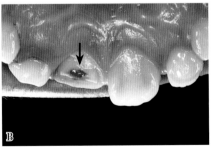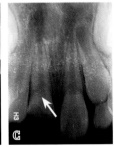

图 2-11 11 冠折露髓

A. 11 冠折唇面观,可见牙冠折断,仅残留牙冠 1/3 左右 B. 11 冠折舌面观,可见牙髓暴露,牙髓创面呈鲜红色 C. 根尖片可见 11 发育达 Nolla 分期第 IX 期,牙根未见折断,牙周膜未见异常

2. 治疗原则

(1) 牙根发育完成的恒牙,行一次性根管治疗后,恢复牙冠形态(图2-12)。

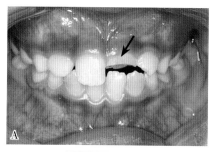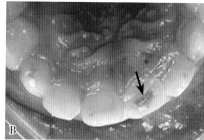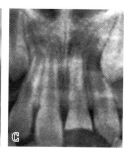
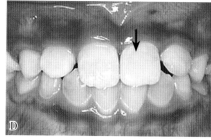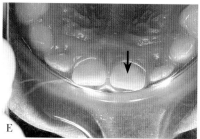

**图2-12　21冠折露髓**

A,B. 分别为21冠折露髓治疗前口内唇面、舌面观,可见折断达牙颈部,未涉及牙骨质,牙髓暴露　C. 21发育完成,牙根未见折断,牙周膜未见异常　D,E. 分别为21根管治疗 + 断冠树脂粘接后口内唇面、舌面观

(2) 年轻恒牙:露髓孔小于1mm且外伤时间在1~2小时内可进行直接盖髓治疗;露髓时间较长、露髓孔较大,牙髓发生部分感染时可根据具体情况采用冠髓切断术或部分冠髓切断术;如果牙髓发生弥漫性感染,甚至牙髓坏死时,应去除坏死的牙髓,尽可能多保留活的根髓和根尖牙乳头,进行根尖诱导成形术,以利于牙根继续发育(图2-13)。

## 二、冠根折断

### (一) 简单冠根折

1. 临床表现　牙冠向单侧斜行的釉质 - 牙本质 - 牙骨质折断,达到根部的一侧,根面断端常位于舌侧龈下 2~3mm 内,也可发生在近中或远中侧,唇侧较为少见(图2-14)。牙冠折断片常有松动,触及牙冠或咀嚼时常有疼痛感,冷热刺激可有不适感,常伴有牙龈撕裂、龈沟溢血。

2. 治疗原则　折断间隔时间短,牙髓尚未感染的患牙,排龈止血后,如断端牙冠完整可进行断冠再粘接术;如断冠已丢失,可用光固化复合树脂修复外形。

3. 术后医嘱　勿用外伤牙齿咬硬物,以免二次外伤。

4. 定期复查　复查内容包括患牙的修复体保留情况、牙齿的颜色、牙齿的活力、牙龈情况等。

### (二) 复杂冠根折

1. 临床表现　常见有横折和纵劈两种情况,临床上横折较为多见。

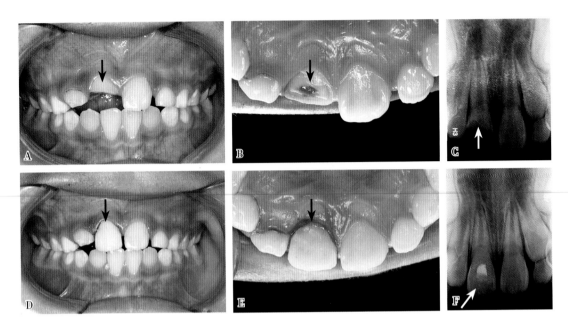

**图 2-13　11 冠折露髓**

A，B. 分别为 11 冠折露髓治疗前口内唇面、舌面观，可见折断达牙颈部，未涉及牙骨质，牙髓暴露　C. 11 牙根发育达 Nolla 分期第Ⅸ期，牙根未见折断，牙周膜未见异常　D，E. 分别为 11 冠髓切断术 + 断冠树脂粘接治疗后口内唇面观、舌面观　F. 11 根管口处可见阻射影像，为冠髓切断面盖髓材料的影像

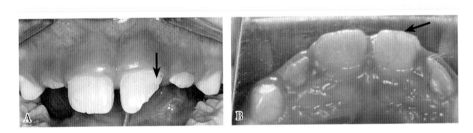

**图 2-14　21 简单冠根折**

A. 21 简单冠根折唇面观，可见 21 远中切角折断达远中龈下　B. 21 简单冠根折舌面观，可见远中折断达牙骨质，未见牙髓暴露

　　(1) 横折：可见牙冠唇面龈缘上 2~3mm 处有一近远中向横向折断线，牙冠常有松动且向冠方下垂，而舌侧仍与根面或牙龈相连(图 2-15)。

　　(2) 纵劈：折断线自切缘向根方，折断线通常为一条，有时可有两条或以上(图 2-16)。

　　复杂冠根折时，触及牙冠或刺激患牙时，可有疼痛和牙龈出血，牙冠断端有下垂时可引起咬合干扰，从而出现咬合疼痛。

　　2. 治疗原则　复杂冠根折不但波及釉质、牙本质、牙骨质和牙周组织，同时还涉及牙髓组织。治疗方法依具体情况差异很大。由于损伤严重，治疗复杂，治疗效果受很多不确定因素的影响，预后评估很难确定，治疗时需谨慎。

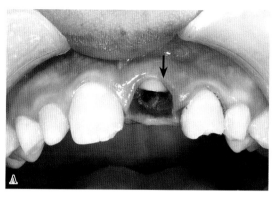
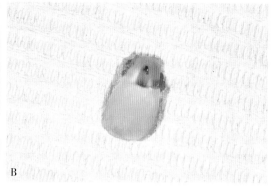

图 2-15　21 横折

A. 口内唇面观,21 横向折断,唇面可见牙冠仅存约 2mm,腭侧达龈下,牙髓暴露,断冠已与牙根脱离　B. 折断的牙冠,可见腭侧达牙骨质

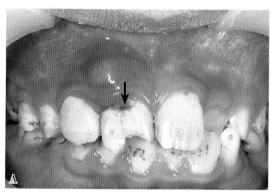
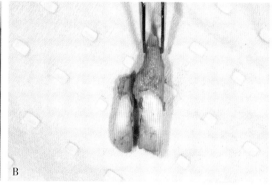

图 2-16　11 纵劈

A.11 纵向折断,可见纵行的折断线,根尖区牙龈红肿　B. 拔除的纵劈患牙

3. 治疗步骤

(1) 急诊应急处理:没有条件进行详细检查时,可先将折断部分用复合树脂和邻牙一起固定,使患牙处于相对稳定状态。对于断冠已完全折断与牙根端脱离的患牙,根据牙根发育情况采取不同的治疗方法,年轻恒牙则 $Ca(OH)_2$ 直接盖髓,玻璃离子充填;发育成熟的恒牙可直接拔髓后髓腔封药防止污染,并尽快到有条件的医疗机构进一步治疗。

(2) 根据牙根发育情况,评估牙根保留价值,必要时请口腔修复科、口腔正畸科、牙周科等相关专业的医师会诊,决定治疗方案。可以或需要保留的年轻恒牙根据情况可选择直接盖髓术、牙髓切断术、根尖诱导成形术、牙髓血运重建术等方案治疗;发育成熟的恒牙可行根管治疗,保留牙根,根据情况采取过渡性修复治疗,如功能性间隙保持器、树脂固定保持器或纤维桩核树脂冠修复等;以上治疗目的是为成年后永久修复创造条件(图 2-17)。

(3) 对不能用在永久修复的牙根,应根据儿童生长发育的情况、口颌的生长发育情况决定拔除的时机及采取间隙保持的类型。

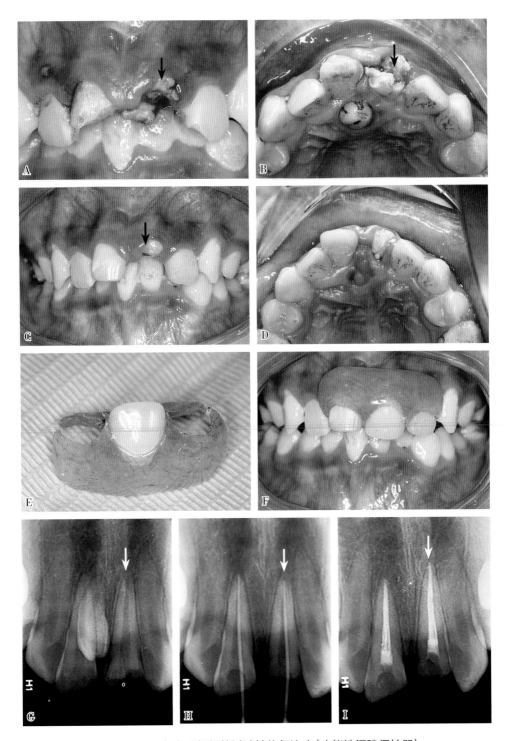

**图 2-17　21 复杂冠根折的过渡性修复治疗（功能性间隙保持器）**

A.治疗前唇面观可见 21 牙齿折断,牙髓暴露　B.治疗前舌面观可见腭侧折断面达根部,并可见 11、21 腭侧有一圆锥形多生牙　C,D. 21 根管治疗后唇面、舌面观,多生牙已拔除　E.功能性保持器　F.保持器戴入后口内像　G.治疗前根尖片可见牙根发育完成　H.根管治疗中试尖片　I.根管充填后根尖片,显示恰充

### 三、牙根折断

牙根折断发生率低于牙冠折断。临床上根据根折发生的部位分为根尖 1/3、根中 1/3 和近冠 1/3 三种根折情况。

#### （一）根尖 1/3 根折

1. 临床表现　症状较轻或不明显,临床检查常不松动,也无明显咬合创伤。X 线片是诊断的主要依据,X 线影像可见根尖 1/3 区根折线(图 2-18)。

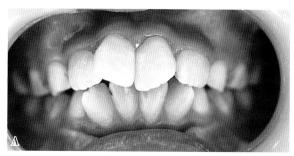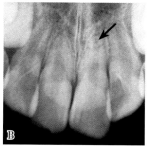

**图 2-18　21 外伤后根尖 1/3 折断**
A. 21 根尖 1/3 折断口内像　B. 根尖片显示 21 根尖 1/3 区有一折断线

2. 治疗原则　一般来说,根尖 1/3 折断的牙齿在根折中预后最好。如患牙几乎无松动或仅有咬合不适,可以不用固定,只需交代患儿不用患牙咀嚼,进行定期复查;如果有明显松动并伴有咬合创伤时,恒牙应进行固定,定期观察牙髓、牙周组织状态和断面的愈合情况,如发现根尖周出现病变或牙髓钙化,可在根管治疗后行根尖切除术和根尖倒充填术。根尖 1/3 折断的牙齿保守治疗时应定期复查,一般 1 个月、3 个月、6 个月复查,如果发现牙髓感染,可根据情况行牙髓摘除术或拔除术。

3. 根尖 1/3 折断牙齿常见的转归　临床检查无松动和叩痛,牙髓活力基本正常,X 线片可见根尖断端吸收,牙根尖重新改建,根尖较为圆钝,牙周间隙均匀。

#### （二）根中 1/3 根折

1. 临床表现　患牙常有松动、咬合痛和叩痛,有时发生移位,牙冠稍显伸长,发生移位可出现咬合创伤,X 线影像可见根中 1/3 区根折线(图 2-19)。

2. 治疗原则　恒牙根中 1/3 折断如有移位应在局麻下复位固定,固定后应检查咬合情况,可进行调𬌗、全牙列𬌗垫消除咬合创伤。固定时间一般为 2~3 个月,固定方式应采取弹性固定,保持牙齿的生理动度(图 2-20)。

3. 定期复查　复查时间一般为 2 周、1 个月、3 个月、6 个月、1 年,一年后如无出现异常,可每年复查一次。复查时应进行 X 线片检查,观察断端愈合情况,并观察牙髓状态。

#### （三）近冠 1/3 根折

1. 临床表现　患牙有明显的松动,影响咬合,常伴有牙冠的错位及下垂,存在咬合创伤,触痛明显。X 线片常见牙根近冠 1/3 的根折线(图 2-21)。

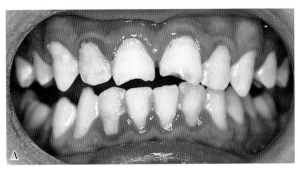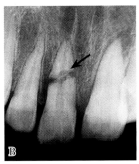

图 2-19　11 根中 1/3 折断

A. 11 外伤后根中 1/3 折断口内像,可见 11、21 同时伴有冠折　B. 根尖片显示 11 根中 1/3 区可见一斜行的折断线,断冠有轻度移位

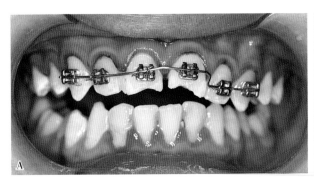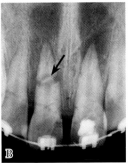

图 2-20　11 根中 1/3 折断治疗后

A. 11 局麻下复位,托槽 + 钢丝结扎固定　B. 复位固定后根尖片

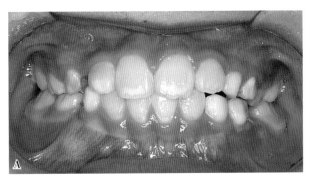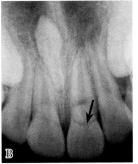

图 2-21　21 近冠 1/3 折断

A. 21 近冠 1/3 根折口内像,21 牙冠下垂　B. 根尖片显示 21 牙根近冠 1/3 区可见一折断线

2. 治疗原则　近冠 1/3 根折的牙齿预后较差,治疗原则也很不统一,主要根据具体情况来定。

(1)残留牙根长度和强度不足以支持桩冠修复,如果患儿年龄较大,可进行义齿修复或种植修复者,一般建议拔除患牙进行修复;如果还不能进行修复,发育成熟的牙根进行根管治疗,年轻恒牙进行冠髓切断术或根尖诱导成形术,在牙根上方行覆盖义齿修复,维持牙齿的三维间隙。

(2) 对于可利用做桩冠修复的残根,可在根管治疗联合正畸牵引术后,或辅以牙冠延长术后进行桩冠修复。

### (四) 牙根折断的 X 线表现

X 线片是诊断根折的主要依据。由于根折线影像变化较多,上前牙部位重叠影像较为复杂,有时不易辨认,易出现误诊和漏诊,在临床中需结合临床症状进行诊断,必要时需变换投射角度再次拍摄或结合 CBCT 检查进行诊断。

## 四、牙外伤的牙冠外形恢复方法

### (一) 光固化复合树脂修复术

1. 适用原则　主要适应于简单冠折、复杂冠折牙髓治疗后的修复。

2. 操作步骤(图 2-22)。

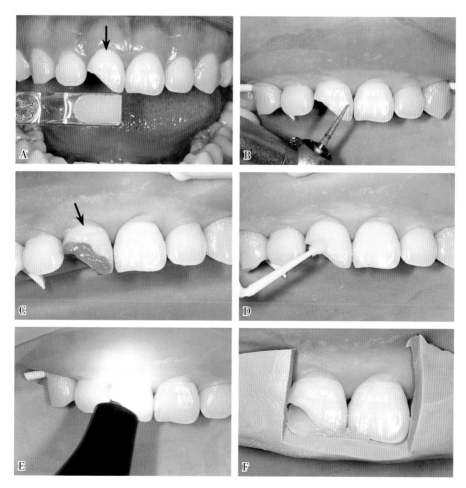

图 2-22　光固化复合树脂修复术

A. 比色　B. 制备釉质斜面和适当的抗力固位形　C. 37% 磷酸酸蚀 30 秒　D. 涂布全酸蚀粘接剂 20 秒　E. 光照 10 秒　F. 硅橡胶背板充填腭侧及邻面

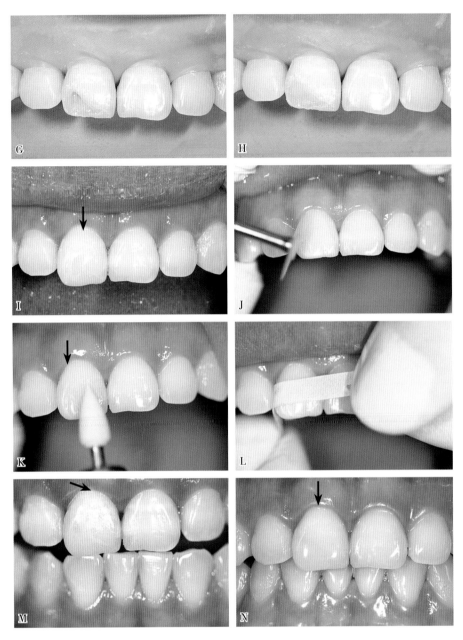

图 2-22（续）

G. 分层充填牙本质层　H. 充填釉质层　I. 釉质层充填完成后　J. 抛光碟抛光　K. 橡皮轮抛光　L. 抛光条抛光邻面　M. 修复完成后口内唇面观　N. 3 个月后复查口内唇面观

**（二）断冠树脂粘接术**

**适用原则**　适用于简单冠折、复杂冠折牙髓治疗后、简单冠根折和牙髓治疗后的复杂冠根折且折断线最低点在牙槽嵴顶之上。

（1）牙冠折断和年轻恒牙根折断时断冠树脂粘接术的操作步骤：冠折患牙根端进行相应治疗后，首先应检查断冠复位是否密合，确定断冠是否能复位粘接，能粘接按以下步骤进行（图 2-23）。

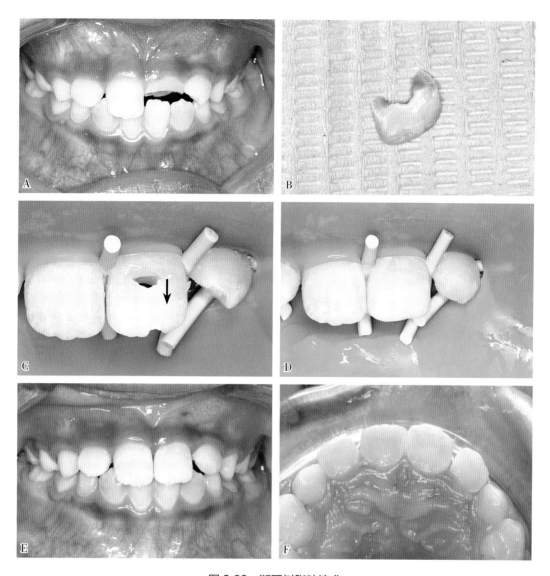

**图 2-23　断冠树脂粘接术**

A.治疗前口内像　B.冠制备釉质斜面和适当的抗力形、固位形　C.流动树脂固定两断端　D.树脂修复后　E.断冠树脂粘接抛光后口内唇面观　F.断冠树脂粘接抛光后口内腭面观

（2）成熟恒牙冠根折断的树脂粘接术：分为直接粘接术和间接粘接术。直接粘接术适用于牙冠断端松动度在Ⅱ度以内并没有错位的牙齿，一侧断端在龈上可见（常为唇侧）。间接粘接术适用于牙冠断端极度松动并错位，或断端在龈缘处不易直接粘接的牙齿。

1）直接粘接术的具体步骤（图 2-24）：①光固化流动树脂粘接龈上断端；②局部麻醉下彻底揭尽髓顶，根据情况行根管治疗术或部分根髓切断术；③将根管上端 1/2~2/3 部分清理干净；④选择合适的纤维桩（最好可跨越唇舌侧根折线 2~3mm）；⑤用粘接剂牢固地把纤维桩粘在根内，并用光固化复合树脂填充髓腔与桩头间的空隙，修复断端；⑥把原来用光固化流动树脂粘接的部分磨开，制备固位槽，光固化复合树脂修复。

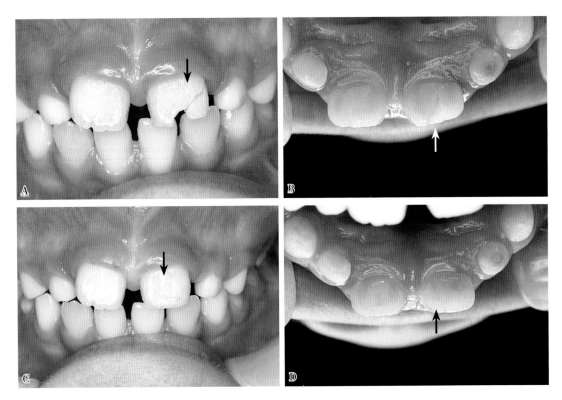

**图 2-24　冠根折直接粘接术**
A,B.21 简单冠根折治疗前唇舌面观　C,D.21 直接粘接后唇舌面观

此方法的特点:操作相对简单,术中断端出血少,易行粘接操作;但由于没有取下断端,在近远中侧和龈下断端存在未粘接盲区。

2)间接粘接术的具体步骤(图 2-25):①局部麻醉下取下断冠,根据情况行根管治疗术或部分根髓切断术;②将根管上端 1/2~2/3 部分清理干净;③选择合适的纤维桩(最好可跨越唇舌侧根折线 2~3mm);④在断冠的髓腔制备可容纳桩头的固位型,调整合适桩和断冠,使断冠能够就位;⑤用粘接剂牢固地把纤维桩粘在根内;⑥清理根面,充分止血,必要时使用高频电刀结合牙龈翻瓣术暴露根面;⑦用光固化复合树脂填充髓腔与桩头间的空隙,粘接断冠。此方法操作难度大,术中止血是成功的关键因素。

**(三)瓷贴面与冠修复**

1. 适用原则　主要适应于前牙的缺损涉及切缘和切角或大部分牙体,有较大的缺损间隙需要使用修复手段恢复与邻牙的接触关系,外伤后牙变色等。一般建议待牙根发育完成后进行,如果经济条件允许可在年轻恒牙时完成,待牙根形成后根据具体情况决定是否重新修复。

2. 操作步骤(图 2-26)。

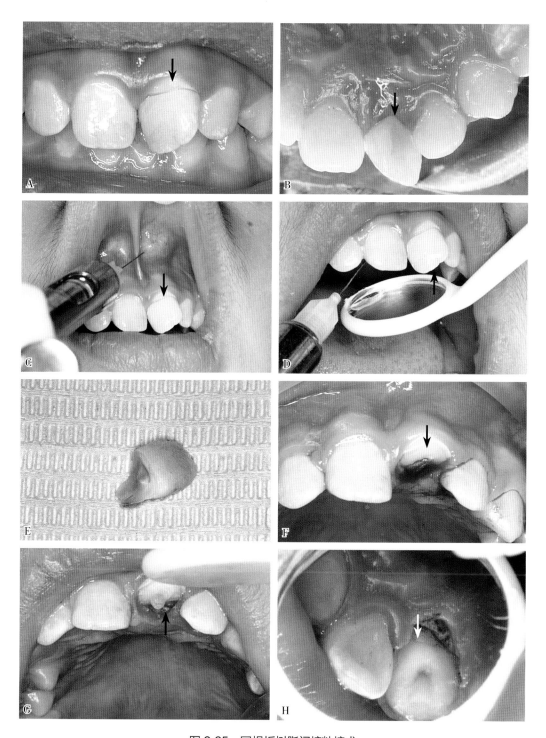

**图 2-25　冠根折树脂间接粘接术**

A,B.治疗前唇舌面观　C,D.唇腭侧局部麻醉　E.拔下的冠方折断部分　F.拔除冠方折断部分后口内像，可见腭侧折断达到龈下　G.根管充填后口内像　H.桩道预备后

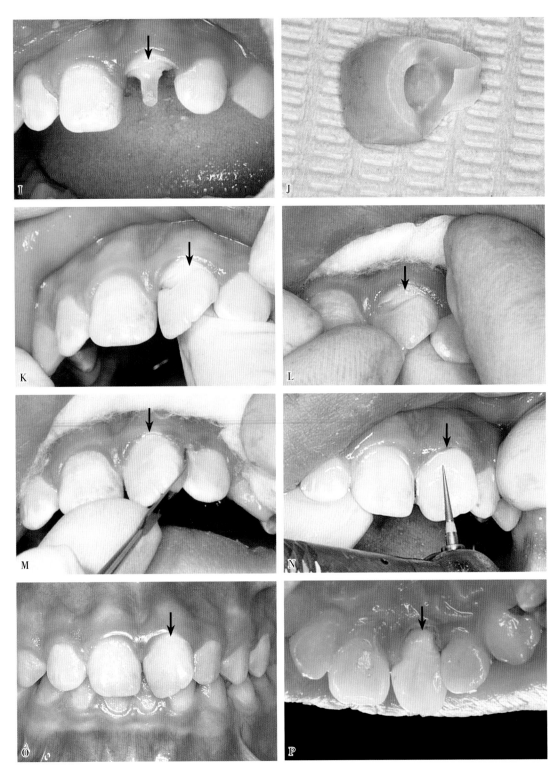

图 2-25(续)

I. 纤维桩粘接后 J. 断端牙体预备 K. 断端密合度检查 L. 流动树脂粘接断端 M. 分层树脂充填 N. 充填后抛光 O,P. 抛光后唇面观、腭面观

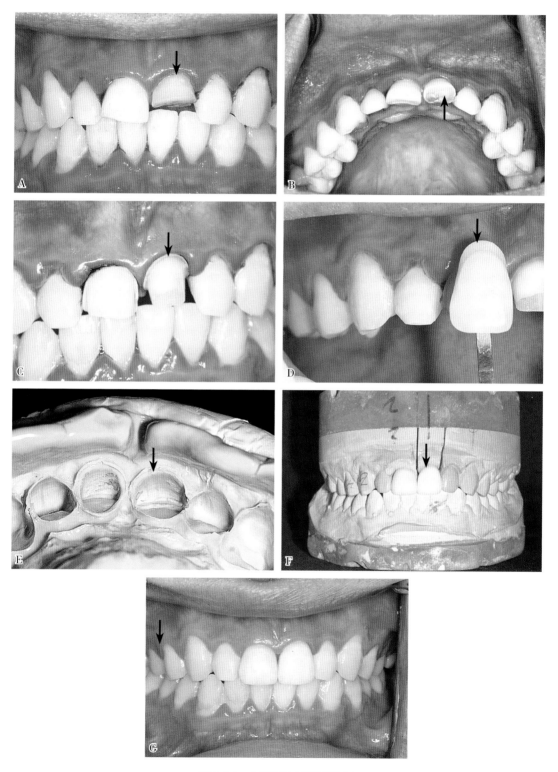

图 2-26　全瓷冠和瓷贴面修复

A,B.治疗前唇舌面观　C.牙体预备后唇面观　D.比色　E.硅橡胶取模　F.修复体模型上试戴　G.修复体粘接后唇面观

## 五、牙根折断时牙根的保留

### (一) 根管治疗 - 正畸联合牵引术

1. 适用范围　适用于牙根发育完成、折断线最低点低于牙槽嵴顶,残留有效牙根可支持桩冠修复的牙齿。

2. 操作步骤　局部麻醉下取下断冠→牙根行根管治疗术→根管治疗时在根内预埋牵引勾→ 3 个月开始正畸牵引(图 2-27)。

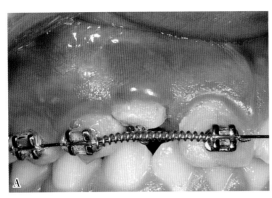
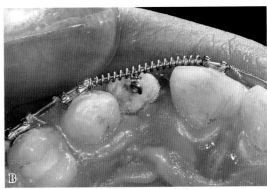

图 2-27　正畸牵引术

3. 注意事项

(1) 牵引中应注意牙根长轴的方向,力量要轻柔。

(2) 牵引中应每个月拍摄 X 线片,观察有无牙根吸收。

(3) 牵引到位后需保持 3 个月以上,维持牵引效果的稳定性。

(4) 对隐性复杂性根折的牙齿,外伤时拍摄的 X 线片上可能看不出隐性根折线,牙根牵引中隐性根折线会显露出来,使治疗失败,应向患儿及家长告知根牵引治疗的潜在风险。

4. 预后　这种治疗方法疗程较长,而且比较复杂,但能够取得理想的美观效果以及恢复健康的牙龈。

### (二) 冠延长术

1. 适用范围　适用于手术不影响外形美观的发育成熟的恒牙。

2. 操作步骤　局部麻醉下去除牙冠断片→切开牙龈和翻瓣去骨,使龈下断面变为龈上断面→缝合→根管充填后桩核冠修复(图 2-28)。

3. 注意事项　年轻恒牙可待牙根发育成熟、完成根管治疗术后再考虑此治疗方法。

### (三) 手术方法暴露断面——牙龈切除术

1. 适用范围　只适用于折断位于腭侧的冠根折病例。

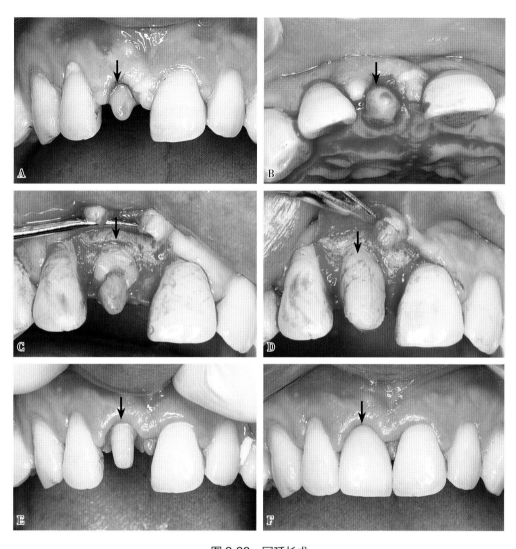

图 2-28 冠延长术

A. 局部麻醉后口内像　B. 切开牙龈　C. 翻开牙龈瓣　D. 去骨　E. 手术后 1 周　F. 全冠修复后

2. 操作步骤　局部麻醉→高频电刀切除牙龈→暴露根部折断面（图 2-29）。

3. 预后　这种治疗方法疗程比较短，但患牙修复后的长期预后不肯定，可能效果不理想，因为尽管牙龈切除后牙龈比较健康，但是随着时间延长，牙龈会增生，导致腭侧出现病理性牙周袋，牙龈炎症明显，数年后会出现患牙向唇侧移位，每 5 年为一周期，每周期可能会向唇侧移动约0.8mm。

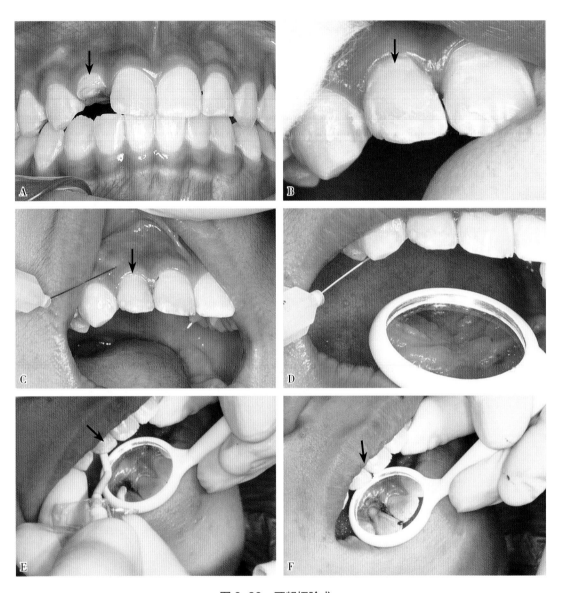

图 2-29　牙龈切除术

A.治疗前唇面观　B.断冠再粘接后唇面观　C,D.唇腭侧局部麻醉　E.高频电刀切除腭侧牙龈　F.牙龈切除术后腭面观

（夏　斌　吴礼安　曾素娟）

# 第四节　牙齿完全脱出

牙齿完全脱出是指牙齿受外力完全脱出牙槽骨,又称为全脱出。

## 一、临床表现及 X 线表现

牙齿完全脱出最常见于上颌中切牙,大多累及单颗牙齿,偶尔也累及多颗牙齿;常伴发牙槽窝骨壁骨折和唇损伤,临床上可见牙槽窝空虚或充满血凝块。在牙齿完全脱出被发现的情况下,影像学检查只有在怀疑牙槽骨骨折的情况下才进行。在脱出牙未被发现的情况下,影像学检查有利于确诊是否牙齿完全脱出,脱出牙位置,并且确认是否滞留牙根(图 2-30)。

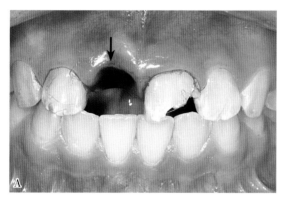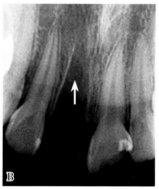

图 2-30　全脱出

A. 11 完全脱出口内唇面观　B. 根尖片显示 11 牙槽窝空虚,未见 11 牙根影像

临床检查包括以下:

1. 病史的采集　除常规采集牙外伤史外,应重点了解牙外伤的时间、离体牙保存的方法、是否接触过牙根面。

2. 临床检查　除常规牙齿外伤临床检查外,应重点检查牙槽窝的情况,还有离体牙的保存状态、是否完整、污染程度、牙根发育情况等。

## 二、治疗原则

以下几种情况就应慎重或不进行牙再植:患者的年龄太小,牙齿大面积龋坏,牙周支持组织过多破坏,不利的全身情况(如:感染性心内膜炎、接受免疫抑制治疗)。除此之外均应尽可能再植,所有牙外伤中只有牙完全脱出可以先再植后进行影像学检查。

牙再植术分即刻再植、迅速再植和延迟再植。

即刻再植是指在事发现场,迅速找到脱落的牙齿,拿着冠部,自来水冲掉污物,将牙齿放入牙槽窝,是完全脱出牙齿的最佳治疗方法。但即刻再植很少,临床上常接诊的是带着脱出的牙齿来就诊的患者,此时应迅速把离体牙放到合适的保存介质中,之后再进行临床检查,迅速再植。

牙再植术的步骤:

(1) 离体牙处理:用手或器械夹住牙冠,用生理盐水冲洗牙根表面的污染物,如果污物附着在根面上不易冲洗掉,可用小棉球蘸生理盐水小心轻柔地把污物蘸掉,直到可见的污染物被清除(包括根尖孔周围)。把清洗干净的牙齿放在保存液中,最好是 Hanks 平衡盐溶液(HBSS)中待用。

(2) 牙槽窝检查及处理:若牙槽窝有明显骨折,局部麻醉下,用器械伸入牙槽窝内使骨折复位,用镊子小心清理牙槽窝内的血凝块,再用生理盐水冲洗。

(3) 复位:手持离体牙冠部,用轻柔的力量把患牙放回牙槽窝内。如果就位遇到阻力,要将牙齿取出,放入保存液中,重新检查牙槽窝,确定骨折块已经复位后再植。

(4) 固定:用半固定方式固定牙齿 7~10 天,如果正中殆有早接触,建议用全牙列殆垫,取模前需缝合固定(图 2-31)。

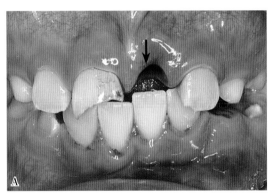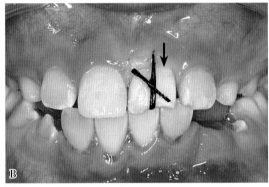

**图 2-31　21 缝线固定术**
A. 治疗前,21 完全脱位　　B. 21 牙再植缝合固定后

(5) 抗生素应用:再植后应常规全身使用抗生素,抗生素治疗可以减少感染,可以在一定程度上减少牙根吸收的发生。

(6) 定期复查:对再植牙应进行长期观察,通过根尖片和临床检查,观察牙齿预后,待第一疗程治疗结束后,每 2~3 个月进行复查。半年后可根据情况每 3 或 6 个月复查一次。

(7) 再植牙的牙髓处理:完全脱出年轻恒牙行再植术后的牙髓处理常难以选择,处理时希望保存活髓使牙根继续发育,提高再植术的成功率;但由于完全脱出的牙齿牙髓血管完全断裂,再植后牙髓成活的机会很小,强行保留牙髓可能造成根尖周组织感染,引发根内外吸收,导致再植术失败。

牙根发育在 Nolla Ⅷ以上时,建议实施根尖诱导成形术;对更加"年轻"的恒牙可试保留牙髓,密切观察牙髓的活力。而牙根完全形成的再植牙齿,在再植后 2 周内,使用氢氧化钙制剂进行根管充填术,可预防牙根吸收。

## 三、再植牙的愈合方式

1. 牙周膜愈合　　最理想的愈合方式,迅速再植是发生牙周膜愈合最重要的因素。

2. 表面吸收愈合　　一种常见的较为成功的愈合方式,常发生于再植后 3 个月左右。

3. 牙齿固连或称替代性吸收　　再植牙根面缺乏活的牙周膜覆盖时常出现这种愈合方式,它分为暂时性替代性吸收和进行性替代性吸收。进行性替代性吸收没有自限性,直至把牙根全部吸收,最终导致治疗失败,但这个过程所需的时间不一,可数月到数年不等。

4. 炎性吸收　　延迟再植、离体牙保存不当、再植处理方式不当常导致再植牙牙根发生炎性吸收。炎性吸收发生速度较快,可在数月内导致再植的牙齿脱落。

## 四、影响再植术成功的因素

1. 再植时间　　牙齿脱出牙槽窝的时间越短,成功率越高,延迟 30 分钟以上,发生牙周膜愈合的概率极低。

2. 离体牙的保存　　目前最理想保存介质是 Hanks 平衡盐溶液(HBSS)和 Via Span。其次是 4℃左右的牛奶,如果都没有可以用生理盐水或者含在口腔内唾液保存,严禁干燥或放入自来水中保存。

3. 正确的再植术操作　　再植术后的固定方式必须采用弹性固定,允许牙齿有生理动度,预防牙齿固连;固定的时间也很关键,国际牙齿外伤学会建议固定时间在 7~10 天;同时及时正确的牙髓治疗非常重要,牙根完全形式的牙齿一般建议 1 周左右摘除坏死的牙髓,用强碱性的 Ca(OH)$_2$ 进行根管充填,可预防或减缓牙根吸收。

4. 患者的年龄和牙根发育程度　　Andreasen 发现牙根发育越成熟,发生牙周膜愈合的概率越小。也有研究发现,牙根未发育成熟的牙齿比牙根发育成熟的牙齿出现血管再生的概率更大,但发生替代性吸收的概率也高于成人。

# 第五节　外伤松动牙常用的固定方法

## 一、钢丝 - 复合树脂固定

钢丝 - 复合树脂固定发明于 1987 年,其主要优点之一是采用的材料是牙科诊所里常备的。

1. 操作步骤(图 2-32)

2. 提示

(1) 先固定健康牙,最后固定患牙。

(2) 两侧远中末端的钢丝用金刚砂车针磨除,抛光。

(3) 交代医嘱,勿咬硬物,7~10 天复诊。

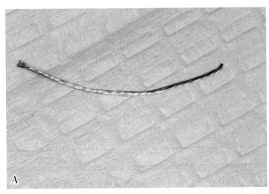

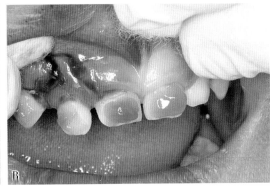

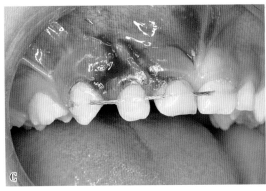

**图 2-32 钢丝 - 复合树脂固定**

A. 将 0.5mm 直径的圆钢丝 4~6 束拧成束,根据患儿牙弓形态预弯钢丝束,75% 的酒精消毒备用 B. 酸蚀釉质、涂布粘接剂。乳牙酸蚀 1 分钟,恒牙酸蚀 30 秒,冲洗 30 秒。干燥后涂布粘接剂,光照 20 秒 C. 放置流动树脂,手指固定钢丝使钢丝压入流动树脂内光照 20 秒,抛光

## 二、全牙列殆垫固定

1. 适用范围 消除咬合创伤,固定外伤牙。

2. 操作步骤(图 2-33)

(1) 取上下颌印模,灌超硬石膏模型。

(2) 使用 2.0mm 厚的软硬(聚羧酸酯)的夹层材料,在真空压模机上一次性制成。

(3) 待外伤牙基本不松动,正中咬合没有异常动度时,可解除固定。

3. 提示 极其松动牙为避免在取模时拔出外伤牙,取模前必先须进行固定,可选用树脂固定、树脂钢丝固定或缝合固定等方法。

## 三、纤维夹板固定

1. 适用范围 外伤牙固定。

2. 操作步骤(图 2-34)

(1) 确定需要固定的牙齿,打磨牙齿唇面或舌面中 1/3。

(2) 酸蚀牙齿 30 秒,冲洗,涂布流动树脂。

(3) 将玻璃纤维埋置于树脂内,固化。

(4) 将牙齿表面抛光。

3. 提示 应固定松动牙两侧的 2~3 颗正常牙。

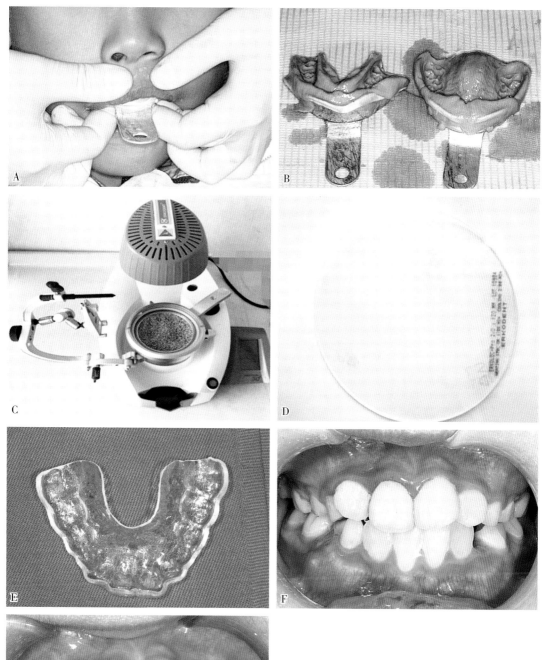

图 2-33　全牙列𬌗垫

A,B. 取全口模型　C. 真空压膜机　D. 2.0mm 膜片

E. 全牙列𬌗垫　F. 全牙列𬌗垫戴入口内前　G. 全牙列𬌗垫戴入口内后

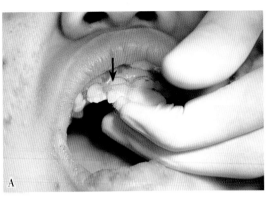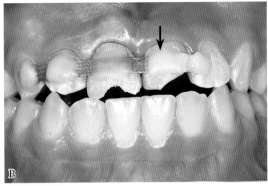

图 2-34　纤维夹板固定

A. 11 移位,松动Ⅱ°,复位后纤维夹板固定　B. 纤维夹板固定后唇面观

## 四、缝线悬吊固定

最简单的固定方式就是从舌腭侧经过切端到达唇颊的缝线固定(图 2-35)。这种固定方式可以用于防止再植牙的再次脱出,但是只能维持很短的时间。

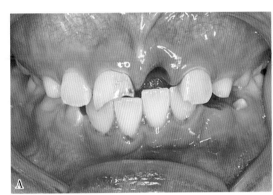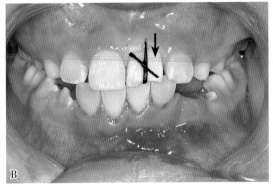

图 2-35　缝线悬吊固定

A. 21 全脱位　B. 21 再植后缝线悬吊固定

(徐稳安　张丹丹)

# 第六节　乳 牙 外 伤

乳牙外伤常见于 1~2 岁,此期牙槽骨较疏松;常见乳牙外伤多为牙齿移位或脱出,同时,继承恒牙胚位于乳牙的根方,乳牙外伤有可能影响甚至损伤恒牙胚,且这种损伤常在受伤后很长时间才发现。

## 一、乳牙外伤的诊治原则

乳牙外伤总的治疗原则是将外伤对继承恒牙生长发育的影响降至最低。在处理乳牙外伤时应该考虑以下因素:

### (一) 乳牙牙根与继承恒牙胚间关系的密切程度

1. 考虑外伤本身对继承恒牙胚的影响 如乳牙的挫入需判断牙根挫入的方向及与恒牙胚的关系。

2. 治疗手段对继承恒牙胚的影响 陈旧性乳牙外伤牙髓病变时,是选择牙髓治疗还是拔除患牙方案时应考虑对继承恒牙胚的影响。

### (二) 距替牙的时间

1. 接近替牙(距替牙1~2年)的外伤乳牙可考虑拔除。

2. 对距替牙时间较长的患牙,应根据家长的意愿和评估,如不影响恒牙胚发育的情况下尽量保留患牙。

### (三) 患儿的配合程度

乳牙外伤常见于蹒跚学步的小孩,此时患儿较小,配合度差,需在镇静或束缚下治疗,需注意安全。

## 二、牙齿折断

### (一) 乳牙简单冠折

乳牙的简单冠折如果存在尖锐边缘划伤舌头等软组织,可采取调磨的方法。对患儿家长有美观要求或大面积牙本质外露近髓,可采取光固化复合树脂修复的方法。一般在治疗后3个月,6个月复查,如果出现牙髓感染的症状,应及时行牙髓摘除术。

### (二) 乳牙复杂冠折

对露髓时间短(24小时以内)的牙齿,可采取部分冠髓切断术或冠髓切断术;如果露髓时间长或牙冠缺损大,不易修复,可采取牙髓摘除术或拔除患牙。

### (三) 乳牙冠根折

多数情况下乳牙冠根折的牙齿需要拔除。

### (四) 乳牙根折

乳牙根折常发生在根中或根尖1/3。

1. 根尖1/3折断(图2-36) 牙齿一般只有轻微松动,可嘱家长让患儿避免使用患牙咬合2~3周,不进行其他处理,根尖部断端常被生理性吸收。一般在外伤后3个月、6个月复查,如果发现牙髓感染的症状,应及时行牙髓摘除术或拔除。

2. 根中1/3折断(图2-37) 如果冠方牙齿极度松动,应拔除冠部断端,避免极度松动的牙齿脱落而被患儿误吸。根部断片可被生理性吸收。如果患儿配合良好,冠部断端没有严重移位,可考虑复位+钢丝树脂固定4周左右,但这种治疗的效果不肯定,通常拆除固定后乳牙仍松动,根部断端仍被吸收,造成乳牙早失。

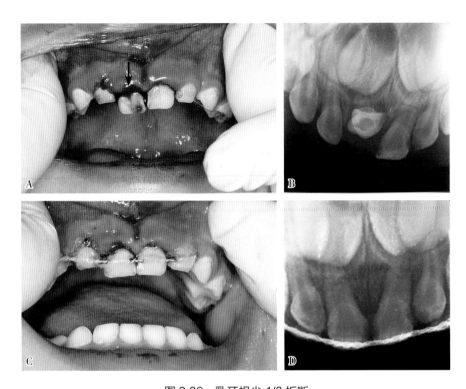

**图 2-36　乳牙根尖 1/3 折断**

A. 51 根尖 1/3 折断,已复位,可见牙冠仍有伸长,牙龈挫伤,龈沟渗血　B. 51 复位前根尖片　C. 51 复位后,钢丝树脂粘接固定　D. 51 复位固定后根尖片

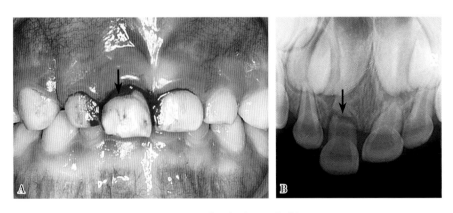

**图 2-37　乳牙根中 1/3 折断**

A. 51 根中 1/3 折断,牙冠伸长,龈沟渗血　B. 51 治疗前根尖片

3. 近冠 1/3 折断拔除患牙。

## 三、脱位性损伤和全脱出的治疗原则

### (一)乳牙牙齿震荡和亚脱位

乳牙牙齿震荡和亚脱位常不需进行临床治疗,嘱患儿勿咬坚硬物 2 周(图 2-38)。同时,注意

保持口腔健康,避免牙龈炎症。一般在外伤1个月、3个月、6个月复查,如果出现牙髓感染的症状,应及时行牙髓摘除术。

### (二)乳牙侧方移位和半脱出

是否保留侧方移位和半脱出的乳牙(图 2-39)取决于该牙移位的程度和松动度。如果牙齿极度松动,移位严重,应考虑拔除;如果未及时就诊,由于牙槽窝内血凝块已经开始机化而不能复位,应考虑拔除。对于就诊及时、牙齿移位不严重、可顺利复位的牙齿,可考虑复位后钢丝 + 复合树脂固定 10~14 天,治疗后观察牙髓转归,一般在治疗后 1 个月、3 个月、6 个月复查,如果出现牙髓感染的症状,应及时行牙髓摘除术。

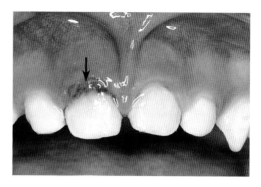

图 2-38　乳牙亚脱位

患儿 51 亚脱位,松动 I°,龈沟渗血

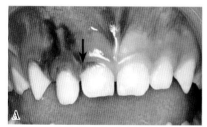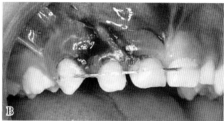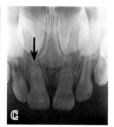

图 2-39　乳牙半脱出

A.52 半脱出,牙冠伸长　B.52 复位后,钢丝复合树脂粘接固定　C. 牙冠伸长,根尖周牙周膜稍增宽

### (三)乳牙挫入

是否保留挫入乳牙取决于挫入程度和牙根与恒牙胚的关系(图 2-40)。如果乳牙挫入 1/2 以下,X 线片显示牙根与恒牙胚有一定的距离者可不处理,观察其能否自动再萌出,并密切观察其牙髓状况。在外伤后 1 个月、3 个月、6 个月复查,如果出现牙髓感染的症状,应及时行牙髓摘除术。

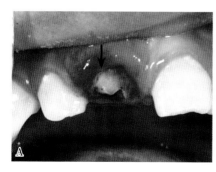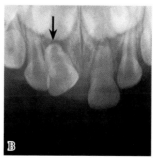

图 2-40　乳牙挫入

A. 51 挫入,牙冠变短　B. 51 挫入后根尖片,可见 51 牙根变短,说明 51 牙根向唇侧移位

如果乳牙严重挫入,特别是乳牙冠向唇侧移位,根向腭侧移位时,X线片显示乳牙牙根与恒牙胚大量重叠,应及时拔除乳牙。一般在外伤后1个月、6个月、1~2年复查,观察继承恒牙胚的发育情况。

有时由于家长不在现场,或由于惊慌不能提供准确信息,临床上需要鉴别乳牙挫入和全脱出。必要时应拍摄X线片帮助诊断。

### (四)乳牙全脱出

乳牙已完全脱出,一般不建议再植,受到严重打击造成乳牙完全脱出时,可有牙槽窝骨折,严重的牙槽窝骨折也可能影响恒牙胚的发育,故应警惕恒牙萌出和发育障碍(图2-41)。对幼年时发生乳牙完全脱出的患儿,应在5岁左右拍摄X线片,观察继承恒牙胚发育情况,如发现有萌出异常的倾向,应考虑择期干预助萌;对牙齿发育不良者,可考虑在牙齿萌出后及时进行再矿化和修复治疗,避免继发龋病和严重磨耗对牙齿的进一步伤害。

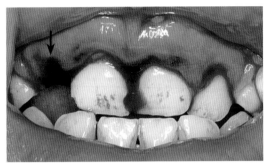

**图2-41 乳牙完全脱出**

52完全脱出,牙槽窝空虚;51、61、62半脱出,牙冠伸长,与72、71、81、82早接触

## 四、乳牙外伤对继承恒牙胚的影响

发育早期上前牙牙胚位于乳牙的腭侧,可能接近乳牙根尖部,严重的上颌乳前牙外伤,如严重的牙挫入,乳牙冠向唇侧移位,牙根向腭侧移位,此时挫入的乳牙根可能会损伤、压迫恒牙胚,甚至使牙胚移位,严重时即使拔除乳牙,也可能发生继承恒牙胚釉质发育不全,甚至牙齿畸形、埋伏阻生,这种损伤往往在受伤以后较长的时期发现(图2-42)。

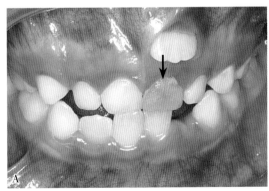 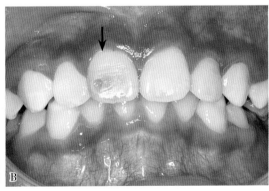

**图2-42 乳牙外伤对继承恒牙的影响**

A.患儿2年前前牙外伤,无不适,未处理,现乳牙变色,继承恒牙唇侧萌出 B.患儿3岁时右上乳牙外伤,未处理,现继承恒牙釉质发育异常

(张丹丹 彭 博)

# 参考文献

1. Lauridsen E, Hermann NV, Gerds TA, et al. Combination injuries 1.The risk of pulp necrosis in permanent teeth with concussion injuries and concomitant crown fractures. Dent Traumatol, 2012, 28 (5): 364-370

2. Lauridsen E, Hermann NV, Gerds TA, et al. Combination injuries 2. The risk of pulp necrosis in permanent teeth with subluxation injuries and concomitant crown fractures. Dent Traumatol, 2012, 28 (5): 371-378

3. Lauridsen E, Hermann NV, Gerds TA, et al. Combination injuries 3. The risk of pulp necrosis in permanent teeth with extrusion or lateral luxation and concomitant crown fractures without pulp exposure. Dent Traumatol. 2012, 28 (5): 379-385

4. Garrido MÁ, Giráldez I, Ceballos L, et al. On the possibility of estimating the fracture toughness of enamel. Dent Mater, 2014, 30 (11): 1224-1233

5. Yilmaz ED, Bechtle S, Özcoban H, et al. Micromechanical characterization of prismless enamel in the tuatara, Sphenodon punctatus.J Mech Behav Biomed Mater, 2014, 39: 210-217

6. Holberg C, Winterhalder P, Holberg N, et al. Orthodontic bracket debonding: risk of enamel fracture. Clin Oral Investig, 2014, 18 (1): 327-334

7. McGuire JD, Walker MP, Mousa A, et al. Type Ⅶ collagen is enriched in the enamel organic matrix associated with the dentin-enamel junction of mature human teeth.Bone, 2014, 63 29-35

8. Öztürk E, Bolay Ş, Hickel R, et al. Shear bond strength of porcelain laminate veneers to enamel, dentine and enamel-dentine complex bonded with different adhesive luting systems.J Dent, 2013, 41 (2): 97-105

9. Mirikar P. A conservative bioadhesive approach to the reattachment of complicated crown fractures in permanent first molars: a case report with a 2-year followup. Case Rep Med, 2012, 2012: 256315

10. Wang C, Qin M, Guan Y. Analysis of pulp prognosis in 603 permanent teeth with uncomplicated crown fracture with or without luxation. Dent Traumatol, 2014, 30 (5): 333-337

11. Hegde SG, Tawani GS, Warhadpande MM. Use of quartz fiber post for reattachment of complex crown root fractures: A 4-year follow-up. J Conserv Dent, 2014, 17 (4): 389-392

12. Asgary S, Fazlyab M. Management of Complicated Crown Fracture with Miniature Pulpotomy: A case report. Iran Endod J, 2014, 9 (3): 233-234

13. Caprioglio A, Conti V, Caprioglio C, et al. A long-term retrospective clinical study on MTA pulpotomies in immature permanent incisors with complicated crown fractures. Eur J Paediatr Dent, 2014, , 15 (1): 29-34

14. Fagundes Ddos S, de Mendonça IL, de Albuquerque MT, et al. Spontaneous healing responses detected by cone-beam computed tomography of horizontal root fractures: a report of two cases. Dent Traumatol 2014, 30 (6): 484-487

15. Komatsu K, Abe Y, Yoshioka T, et al. Differential diagnosis of vertical root fractures using reconstructed three-dimensional models of bone defects. Dentomaxillofac Radiol, 2014, 43 (8): 20140256

16. Chavda R, Mannocci F, Andiappan M, et al. Comparing the in vivo diagnostic accuracy of digital periapical radiography with cone-beam computed tomography for the detection of vertical root fracture. J Endod, 2014, 40 (10): 1524-1529

17. Makowiecki P, Witek A, Pol J, et al. The maintenance of pulp health 17 years after root fracture in a maxillary incisor illustrating the diagnostic benefits of cone bean computed tomography. Int Endod J, 2014, 47 (9): 889-895

18. Jeon SM, Lee KH, Jung BY. An esthetic appliance for the management of crown-root fracture: a case report. Restor Dent Endod, 2014, 39(3): 226-229

19. Hermann NV, Lauridsen E, Ahrensburg SS, et al. Periodontal healing complications following concussion and subluxation injuries in the permanent dentition: a longitudinal cohort study. Dent Traumatol, 2012, 28(5): 386-393

20. Busato MC, Pereira AL, Sonoda CK, et al. Microscopic evaluation of induced tooth movement after subluxation trauma: an experimental study in rats. Dental Press J Orthod, 2014, 19(1): 92-99

21. Cehreli ZC, Sara S, Aksoy B. Revascularization of immature permanent incisors after severe extrusive luxation injury. Tex Dent J, 2012, 129(7): 675-681

22. Zheng SG. Dental trauma in children: Part Ⅳ. The clinical treatment of the traumatic young permanent anterior teeth with intrusive or extrusive luxation. Zhonghua Kou Qiang Yi Xue Za Zhi, 2011, 46(9): 571-574

23. Hermann NV, Lauridsen E, Ahrensburg SS, et al. Periodontal healing complications following extrusive and lateral luxation in the permanent dentition: a longitudinal cohort study. Dent Traumatol, 2012, 28(5): 394-402

24. Cantekin K, Herdem G, Peduk K. Revascularization in an immature necrotic permanent incisor after severe intrusive luxation injury: a case report. Eur J Paediatr Dent, 2014, 15(2 Suppl): 203-206

25. Caprioglio A, Salone GS, Mangano C, et al. Intrusive luxation of primary upper incisors and sequelae on permanent successors: a clinical follow-up study. Eur J Paediatr Dent, 2014, 15(2): 101-106

26. Jafarzadeh H. Endodontic management of a young patient with avulsion and root fracture: a case report with 4 years follow-up. Oral Health Dent Manag, 2014, 13(3): 731-734

27. Kostka E, Meissner S, Finke CH, et al. Multidisciplinary treatment options of tooth avulsion considering different therapy concepts. Open Dent J, 2014, 8: 180-183

# 第三章
## 陈旧性牙外伤的常见问题及处理

## 第一节 牙髓治疗

### 一、乳牙

乳牙外伤严重时可以影响或损伤恒牙胚,这种损伤往往在受伤以后较长的时期发现,医师要在最初检查时给予评估,决定患牙是否可以保留或应拔除。保留的牙齿应注意复诊,发现牙髓或根尖感染时,应进行牙髓治疗或拔除。

### 二、年轻恒牙

#### (一)根尖诱导成形术

当年轻恒牙出现牙髓感染、坏死分解或根尖周病变时,在控制感染的基础上,用药物及手术的方法保存根尖部牙髓或使根尖周组织沉淀硬组织,诱导牙根继续发育,促使根尖孔缩小或封闭,称为根尖诱导成形术(图3-1)。

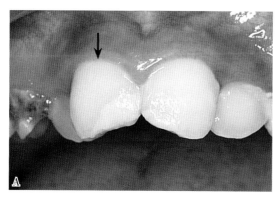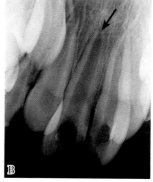

图 3-1 根尖诱导成形术步骤

患儿8岁,1年前11、21外伤,已行牙体缺损修复术。2周前疼痛,X线片示11、21根尖孔未完全闭合,行根尖诱导成形术。

A.11年轻恒牙陈旧性外伤 B.根尖片示11根尖孔未闭合

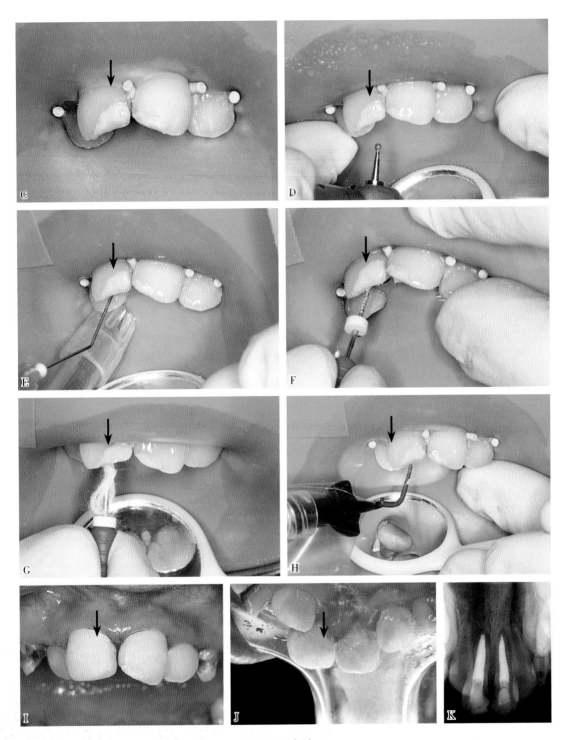

图 3-1(续)

C.局麻后上橡皮障 D.开髓 E. 2% 次氯酸钠冲洗 F.选择合适的根管锉疏通根管 G.棉捻吸干,吹干 H. Vitapex 进行根管充填 I.树脂修复牙体外形后唇面观 J.树脂修复牙体外形后舌面观 K.治疗后根尖片

步骤如下:

1. 先拍摄术前 X 线片,在临床操作中一般以 X 线片根尖孔上方 2~3mm 处为标志,并结合手感确定根管工作长度。

2. 局部麻醉(活髓牙的情况下),橡皮障隔湿,消毒牙冠,开髓。

3. 摘除牙髓(不能用失活法),不要反复扩大根管,提倡用超声波法洗涤根管,选用小号根管锉,使之悬于根管中,常用的根管冲洗药物有 2%~5% 氯胺 -T、2%~5.25% 次氯酸钠、5%~10% EDTA,避免用刺激性药物,如 FC、戊二醛。

4. 根管充填常用的药物为氢氧化钙制剂,如 Vitapex 等。充填时尽量做到恰填,切忌超填,因为超填可能造成根尖牙乳头的损伤,使牙根停止发育。

5. 根充后可选用暂时性充填材料修复牙体组织。

**(二) 根尖屏障术**

1~3. 前 3 步同根尖诱导成形术。

4. 在根管内放置少量的调拌好的 MTA,轻微加压,可在充填器上使用橡皮标记来控制长度,根尖区 MTA 封闭物应至少 4mm 厚(图 3-2)。

5. 用湿棉球置于开口窝洞内,上方用暂封充填材料封闭,以等待 MTA 硬化(通常 4~6 小时)。

6. 常规充填根管,牙冠用光固化树脂修复。

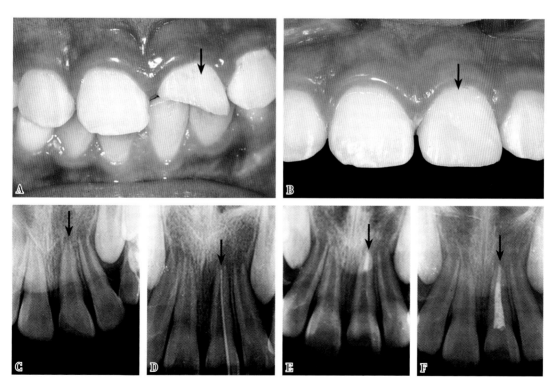

图 3-2　21 根尖屏障

A,B. 21 冠折露髓治疗前后唇面观　C. 治疗前根尖片,可见近中切角折断达到髓腔,牙根发育 Nolla 分期第 IX 期　D. 根尖片测量根管长度　E. MTA 封闭根尖 1/3　F. 1 周后,根管上段热牙胶充填

### (三) 牙髓血运重建术

体外研究发现根尖牙乳头干细胞可形成伴有血管的牙髓样组织,且能在根管壁形成厚度均匀一致的新生牙本质样组织。在此基础上,有学者实验性地通过牙髓血运重建的方法让牙根继续发育,取得较好的临床效果(图 3-3)。

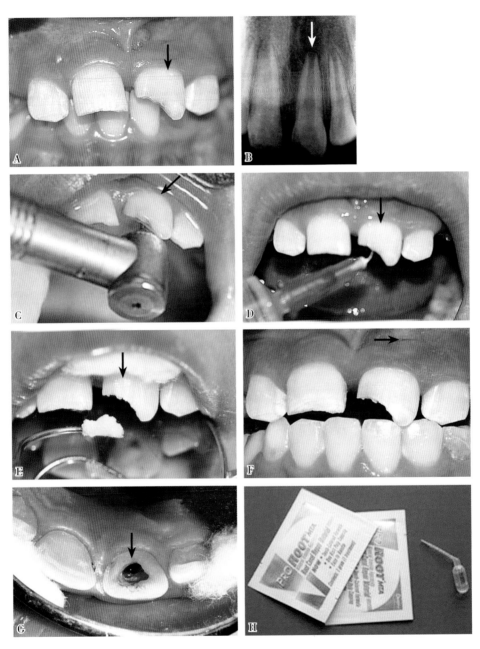

**图 3-3　牙髓再血管化**

A. 半年前中切牙外伤,21 唇侧瘘管　B. X 线片显示 21 根尖周阴影,根尖孔呈喇叭状,牙根发育达 Nolla 分期第Ⅷ期　C. 开髓,揭顶　D. 次氯酸钠和生理盐水交替冲洗　E. 封三联抗生素糊剂(甲硝唑 + 环丙沙星 + 米诺环素)　F. 2 周后,瘘管消失　G~I. 刺破出血,MTA 覆盖血凝块,玻璃离子充填

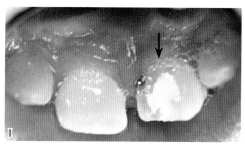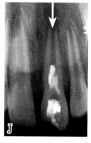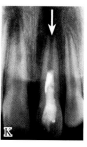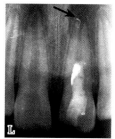

图 3-3(续)

J~L. 定期复诊,根尖周阴影缩小,根尖孔变窄,根管壁增粗

(此组图片由武汉大学口腔医院宋光泰教授提供)

## 三、成熟恒牙

外伤露髓、牙髓病变坏死或根尖周感染的患牙应进行常规根管治疗。有些牙齿即使外伤当时无明显牙髓及根尖周病变,受伤以后还可发生牙根外吸收和替代性吸收,此时也应考虑摘除牙髓,用氢氧化钙类药物充填根管,预防牙根吸收,最后再行常规根管治疗。

(徐稳安 谢灵芝)

# 第二节 变色牙的处理

## 一、牙漂白

### (一)漂白的分类

1. 内漂白 将过氧化氢、过氧化脲等药物置于打开的牙髓腔内进行漂白。

2. 外漂白 将漂白剂置于牙冠表面进行漂白,仅作为牙齿内漂白的补充。

### (二)漂白的操作过程及注意事项

内漂白,外伤牙变色常用(图 3-4)。

### (三)漂白的效果分析

大多数情况下对变色外伤牙进行的漂白可被视作安全的生物学治疗。牙齿漂白的绝对禁忌证包括牙周病、根充不完善或含大量充填体的牙齿。

如果牙齿变色是由于髓室内坏死组织降解,则建议使用内漂白,不推荐进行外漂白。90% 的变色牙可通过简易内漂白技术获得成功,如果这种治疗对患者不起作用,那还可以在诊室内进行辅助的牙外漂白。

对于髓腔闭锁的牙齿来说,变色是由于厚厚的牙本质使光折射性能改变,因此不一定能获得成功而持久的效果,这类牙齿如果不进行侵入性治疗如厚瓷贴面或全冠,想获得持久美观效果几乎是不可能的。

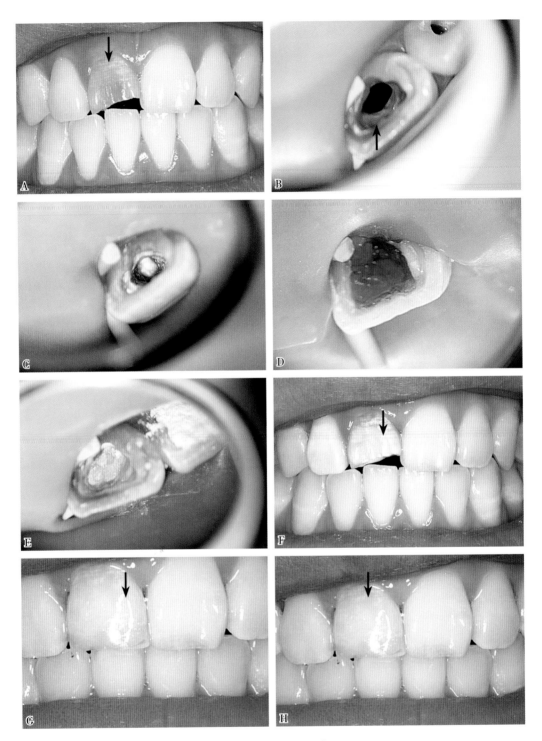

图 3-4　变色牙内漂白

患儿 17 岁,5 年前 11 外伤,未行治疗,现自觉变色影响美观,要求漂白。根管治疗后再行内漂白治疗
A. 11 外伤后变色,已行完善根管治疗　B. 舌侧开髓,打开入路,去除根管牙胶至根管口下约 2mm　C. 根面以玻璃离子封闭　D. 37% 磷酸酸蚀 30s,去除玷污层　E. 玻璃离子封漂白剂(35% 过氧化脲),3~7 天复诊　F. 漂白 1 周后,可见颜色变浅　G. 漂白 2 周后,可见颜色明显变浅　H. 再漂白 1 周后树脂恢复外形

## 二、冠修复

见图 3-5。

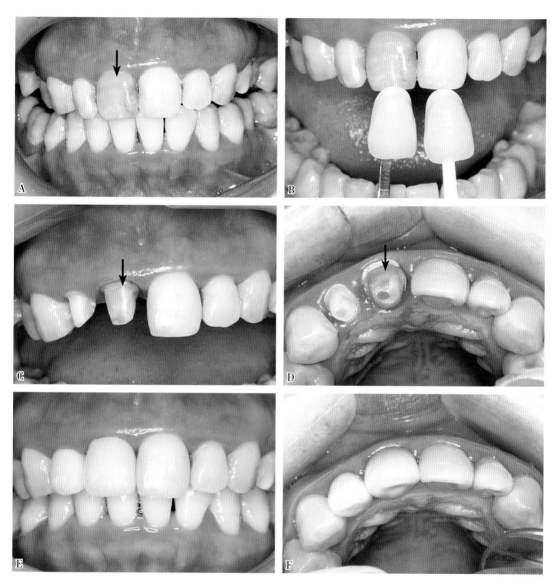

**图 3-5  变色牙冠修复**

患者 35 岁,20 年前右上前牙有外伤史,牙有变色,未觉影响明显,现近中有龋坏,自觉严重影响美观,要求
改善变色牙的色泽

A. 治疗前  B. 比色  C,D. 牙体预备后唇面、舌面观  E,F. 全瓷冠修复后唇面、舌面观

(曾素娟  谢  玲)

## 参考文献

1. Cordeiro MM, Dong Z, Kaneko T, et al. Dental pulp tissue engineering with stem cells from exfoliated deciduous teeth. J Endod, 2008, 34(8):962-969

2. Jung IY, Lee SJ, Hargreaves KM. Biologically based treatment of immature permanent teeth with pulpal necrosis: a case series. J Endod, 2008, 34(7):876-887

3. Lim KC. Consideration in intracoronal bleaching. Aust Endod J, 2004, 30(2):69-73

4. Attin T, Paque F, Ajam F, et al. Review of the current status of tooth whitening with the walking bleach technique. Int Endod J, 2003, 36(5):313-329

# 第四章
## 牙外伤的预防

### 第一节　安全意识的提高

预防牙外伤的关键在于健康教育,包括怎么避免外伤以及外伤一旦发生现场应该采取怎样的措施。健康教育的对象应该包括学生、青少年以及外伤发生时可能在其周围的人员,比如家长、老师及运动领队。特别需要关注的是高危人群,如上颌深覆盖的患者(图4-1)。

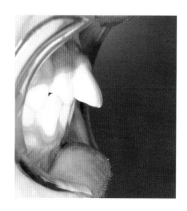

图4-1　上颌深覆盖儿童

另外特别需要接受咨询的是已经有过一次外伤的人群,与没有发生过外伤的人相比,他们更容易发生第二次外伤。

儿童活泼好动,但是其身体协调能力和对危险的判断能力差,这是导致儿童牙外伤的主要原因(图4-2)。

家长或监护人对儿童的活动场所和运动项目的安全性要有科学的评估并有专人看管;儿童乘坐私家汽车要有成人搂抱,或配置专用设备对儿童进行固定(图4-3)。

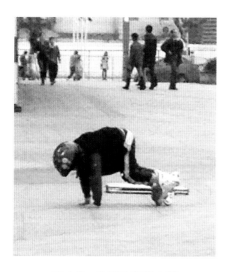

图4-2　儿童协调能力差

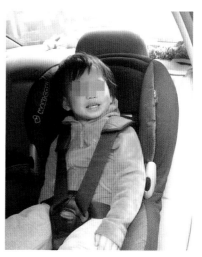

图4-3　汽车儿童座椅

自行车载儿童要有固定装置;提倡儿童做剧烈运动时佩戴护牙装置。另外,提高公共设施的安全性也是相当重要的(图4-4)。

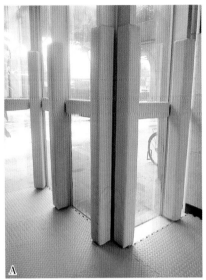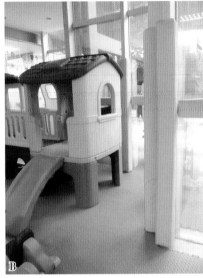

图4-4　儿童娱乐场所的柱子包软垫

大多数的牙外伤发生在日常生活中,预见性差,所以很难预防,甚至某些情况下无法预防。所以最好的方式仍是健康教育,在儿童、家长、教师中普及牙外伤的防护和急救知识。

(谢灵芝　方　颖)

# 第二节　预防牙外伤的装置

在篮球、橄榄球、足球、拳击、曲棍球、冰球、马术等运动中戴面罩和(或)防护牙托是目前非常有效的预防牙外伤的方法,至少能将损伤降到最低。

## 一、面罩

面罩是固定在头盔或头带上的金属或复合材料的预制笼子。面罩能很好地保护颜面部和牙齿,强制性佩戴头盔和面部保护装置在青少年曲棍球、棒球、冰球中的作用还是显而易见的,降低了眼睛、面部和牙齿外伤的发生。但并不是所有运动中都能佩戴面罩,而且如果外力来自颏部方向,面罩就起不到保护牙齿的作用了。

## 二、防护牙托

### (一)防护牙托的五种功能

1. 通过吸收和分散作用于牙齿的力量,预防牙外伤。

2. 遮挡唇、舌和牙龈组织，避免破裂。

3. 避免对颌牙之间的暴力接触。

4. 没有支撑的下颌角和髁突容易骨折，防护牙托可以给下颌骨提供弹性支撑，吸收力量，减少骨折的发生。

5. 减少颈部和脑部损伤。

**（二）防护牙托的分类**

1. 托盘式 - 预成防护牙托。

2. 咬制式防护牙托。

3. 定制式防护牙托（图 4-5）。

托盘式防护牙托的优点是便宜，在一般运动商店就能买到；缺点是适应性差，保护功能最弱，佩戴者不舒服，需要咬牙或者用舌来固定防护牙托，所以妨碍说话和呼吸。

咬制式防护牙托是热塑材料加热变软后放入使用者口内成形，冷却后定型，与牙齿形态相适应。与托盘型相比，咬制式防护牙托适合性和固位性都比较好，但是也需要咬紧牙齿获得固位。

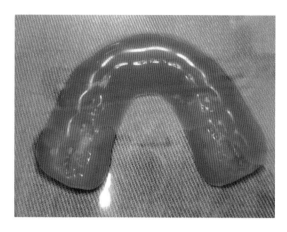

图 4-5　定制式防护牙托

定制式防护牙托需要制取使用者口腔印模，在模型上制作完成。现在用来制作定制式防护牙托的主要材料是乙烯醋酸乙烯酯（EVA），主要优点是高柔软度、弹性、灵活性，操作相对容易。现在预制的 EVA 片可以从市场上买到。

现常用定制式防护牙托，托盘式 - 预成防护牙托和咬制式防护牙托现已基本不用。

**（三）防护牙托的护理**

1. 使用后立即用肥皂水冲洗。

2. 彻底干燥后放置盒子里（图 4-6）。

3. 使用前用漱口水或温和的杀菌剂（如 2% 的氯己定）冲洗。

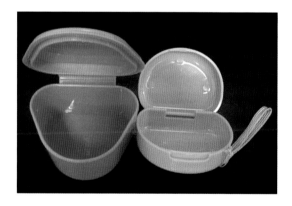

图 4-6　放置防护牙托的盒子

（谢灵芝　彭　博）

# 参考文献

1. Shulman JD, Peterson J. The association between incisor trauma and occlusal characteristics in individuals 8-50 years of age. Dent traumatol, 2004, 20（2）:67-74

2. Glendor U. On dental trauma in children and adolescents. Incidence, risk, treatment, time and costs. Swed Dent J

Suppl,2000,140:1-52

3. 罗罡,汪俊. 公众对儿童牙外伤的了解情况. 国际口腔医学杂志,2008,35(6):678-680

4. Murray TM, Livingston A. Hockey helmets, face masks, and injurious behavior. Pediatrics, 1995, 95(3):419-421

5. Walker J, Jakobsen J, Brown S. Attitudes concerning mouthguard use in 7-to 8-year-old children. ASDC J Dent Child, 2002, 69(2):207-211

# 第五章
## 公众应了解的牙外伤信息

牙外伤除了给牙齿、牙周组织带来直接伤害外,还容易引起患者自卑和其他一些负面的心理问题。牙医有责任向大众传播相关信息,提高大众的预防意识和伤后应急处理知识,尽量减少牙齿外伤的发生,一旦发生外伤采取正确的急救措施,能降低外伤给患者带来的情感冲击,保存牙列的完整性并减轻经济负担。

## 一、针对大众的指导原则

### (一) 乳牙外伤后的急救处理和治疗

(1) 牙外伤波及周围软组织者需用大量清水清洗伤口。

(2) 咬住纱布或棉卷 5 分钟可以压迫止血。

(3) 到牙科就诊。

### (二) 恒牙冠折后的急救

找到断片并保持湿润,放在生理盐水、唾液、牛奶里,然后立即就医。

### (三) 牙齿完全脱出的急救

保持镇定,找到脱出的牙齿,捏住牙冠捡起来。如果牙齿很脏,用凉的流动水简单冲洗 10 秒后安放回原位;如果不能放回,把牙齿放在装有牛奶的杯子里,也可以放在口腔后面磨牙和面颊之间的间隙,不要放在水中;立即到急诊部门就医。

针对大众的牙外伤指导要点如表 5-1。

表 5-1 针对大众的指导要点

| 术语 | 外伤类型 | 现场紧急处理 | 就医 |
|---|---|---|---|
| 简单冠折/冠根折 | 牙齿部分折断,牙齿折断处没有出血 | 不需要 | 48 小时内,有冷刺激敏感症状者尽快就医 |
| 复杂冠折/冠根折 | 牙齿部分折断,牙齿折断处有出血 | 不需要,不要在出血的位置放任何药物,可以咬住无菌药棉止血 | 立刻处理 |
| 根折 | 牙齿可能在原来位置,但牙齿周围的牙龈有出血,牙齿可能有些松动 | 不需要 | 越快越好 |

| 术语 | 外伤类型 | 现场紧急处理 | 就医 |
|---|---|---|---|
| 牙齿震荡 | 牙齿在原来位置,不松动,咬合正常 | 不需要 | 48 小时内 |
| 亚脱位 | 牙齿在原来位置,有松动,龈缘有渗血,咬合正常 | 不需要 | 48 小时内 |
| 牙齿移位 | 牙齿位置改变 | 不需要 | 越快越好 |
| 完全脱出 | 牙齿从口腔脱落 | 将牙齿尽快放回至原来位置,若不成功,将牙齿放在牛奶或者唾液中 | 立即处理,处理是否及时严重影响牙齿的预后 |

## 二、针对牙医的指导原则

1. 乳牙嵌入时需拍根尖片,以判断乳牙牙根的方向。

2. 乳牙外伤可能对发育中的恒牙造成严重损伤。

3. 乳牙完全脱出时,不建议再植回乳牙,但必须确定遗失的乳牙没有被吞入、吸入或完全嵌入。

4. 在愈合过程中必须要保持良好的口腔卫生。交代家长督促小孩仔细刷牙,并演示有效刷牙的方法。

## 三、给急诊部门的信息

1. 需要紧急处理的外伤　包括:复杂冠折、复杂冠根折、牙齿完全脱出、牙槽突骨折、颌骨骨折、牙龈损伤和唇贯通伤。

2. 不需要紧急处理(可以第二天或非急诊)的外伤　包括:简单冠折、简单冠根折、乳牙的侧向移位或嵌入、牙齿震荡和亚脱位。

## 四、处理后医嘱

1. 良好口腔卫生习惯和定期复查的重要性。

2. 牙科保险的覆盖范围和需要立即填写的表格。

3. 乳牙外伤可能的并发症

(1) 肿胀、发热和化脓。

(2) 牙冠颜色改变。

4. 如果嵌入最好不用奶瓶,以促进嵌入牙齿自动萌出。告知家长严重的乳牙外伤可以累及恒牙的正常发育。

5. 牙齿固定期间要进软食,要避免咬硬的食物,软的食物是指不硬的食物,并不是指流食。避免参加接触性运动。

6. 复查　一般来讲需要患儿一周后复查,评价愈合程度、口腔卫生状况和感染控制情况。

外伤较严重的需要患儿外伤后第二天复查。

（徐冬雪　谢灵芝）

## 参考文献

1. Pine DS, Cohen JA. Trauma in children and adolescents：risk and treatment of psychiatric sequelae. Biol Psychiatry, 2002, 51 (7)：519-531

2. J.O. Andreasen, F.M. Andreasen, L. Andersson, et al. Textbook and Color Atlas of Traumatic Injuries to the Teeth, 4th ed. Oxford：Wiley Blackwell Publishing Ltd. 2007

3. Holan G, Ram D. Sequelae and prognosis of intruded primary incisors：a retrospective study. Pediatr Dent, 1999；21 (4)：242-247

4. Flores MT, Andreasen JO, Bakland LK, et al. Guidelines for the evaluation and management of traumatic dental injuries. ［J］. Dental Traumatology, 2001, 17：49-52